主编 张 伟（主任医师）
满 江（主任医师）

养生治病 一本通

食物本草

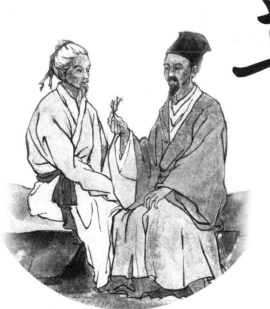

河北科学技术出版社
·石家庄·

图书在版编目（CIP）数据

食物本草养生治病一本通 / 张伟，满江主编. ——石家庄：河北科学技术出版社，2012.4（2020.11重印）

ISBN 978 - 7 - 5375 - 5145 - 8

Ⅰ. ①食… Ⅱ. ①张… ②满… Ⅲ. ①食物养生-基本知识 Ⅳ. ①R247.1

中国版本图书馆CIP数据核字（2012）第030569号

食物本草养生治病一本通

张 伟 满 江 主编

出版发行：河北科学技术出版社

地　　址：石家庄市友谊北大街330号（邮编：050061）

印　　刷：三河市金泰源印务有限公司

经　　销：新华书店

开　　本：710×1000　1/16

印　　张：19

字　　数：240千字

版　　次：2012年6月第1版

印　　次：2020年11月第2次印刷

定　　价：89.00元

古有云：药食同源。五谷为养，五果为助，五畜为益，五蔬为充。从古至今，食物不仅是养生的佳品，还是日常自用而不知的疗疾良药。平常人们有个什么小毛病，一些老人就会说："拿什么药，吃点葱姜蒜，发发汗就好了。"可见，他们不仅知道是药三分毒的道理，还明白如何用食疗方法去调治。

现在的人生活好了，但身体不见得好，而且还弄得一身病，甚至一些病出现了年轻化的趋势。以往老年人易得的病症，如高脂血症、糖尿病、脂肪肝、心脏病、风湿病、颈椎病等，骤然出现于年轻人的身上，种类繁多，顽固难治，这药那药吃了不少，还治标不治本。为什么年轻人也会患"老年病"？为什么现在的药仿佛不管用了？

带着种种疑问，仔细观察现代人的生活，不难发现：饮食上存在的问题是人们健康的重大隐患。人们在饮食上的好恶偏废，往往很容易导致营养供给的不均衡，长此以往，身体器官功能就紊乱了，身体有感觉了，但有个小毛病还不当回事，时间长了，自然而然就得病了，原来的小毛病就变成了难以治愈的顽疾。

万幸的是，现在人们开始关注绿色养生、自然养生，主张规律的饮食、睡眠、运动，使身体远离疾病，趋向理想的健康状态。在自然养生观念的指导下，人们越来越意识到"药补不如食补"，食疗养生也就成为了热点。

基于此，我们以明代宫廷御医卢和所著的《食物本草》为底本，立足于现代家庭日常生活的应用，特组织专业人员编写了这本现代版食疗百科全书——《食物本草养生治病一本通》。本书以现代医学为指导，针对各种常见疾病，参考历代名医的食疗本草，收录了生活中常见的食材并将其归类，共分为谷部类、菜部类、果部类、肉品类、水产类、奶蛋类、调料类、饮品类等 8 个类别，可谓面面俱到；详细介绍了各种食材的保健功效、使用方法（包括食用宜忌、选购及烹食注意等细节问题）、食疗偏方、特色食谱等，是一部益于家庭制食、治病的日用养生读本。本书旨在帮助人们认识并应用食物本草，让食物在人们的日常饮食中发挥其保健祛病的功能，真正实现防病、治病的目的。

　　本书设计大方典雅，食材功效一目了然，模块内容翔实耐读，是一本不可多得的居家生活必备手册，更是一本兼顾美味营养与养生治病的知识宝典。希望阅读本书的各位读者朋友都能从书中获益，让它能为您和家人的健康造福！

编　者

目录 Contents

录

禾谷类 / 004

大米——补中益气，健脾养胃 / 004

小米——滋阴养血，护肤安眠 / 006

薏米——祛湿除风，舒筋除痹 / 008

玉米——调中开胃，益肺宁心 / 010

糯米——温补脾胃，疏通积血 / 012

小麦——利小便，养肝气 / 014

燕麦——益脾养心，减肥瘦身 / 016

豆类 / 018

黄豆——润燥消水，清热益气 / 018

豇豆——健脾补肾，利尿除湿 / 020

黑豆——活血利水，祛风解毒 / 022

红小豆——利便消肿，解毒止渴 / 024

绿豆——清热解毒，利尿下气 / 026

蚕豆——健脾胃，利五脏 / 028

芝麻——润滑肠胃，调理血脉 / 030

豆腐——养阴生津，清胃泻火 / 032

第二章 菜部类——菜补为充

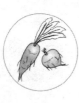

根茎类 / 036

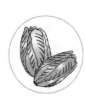
瓜茄类 / 058

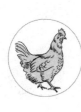

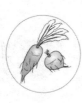

第三章 果部类——果养为助

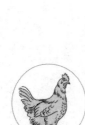

第四章 肉品类——禽畜为益

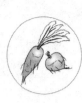

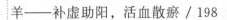

第五章　水产类——强身健脑

第六章　奶蛋类——益补为佳

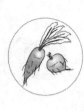

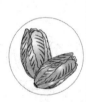

第八章　饮品类——充力提神

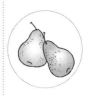

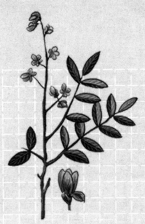

SHIWU BENCAO YANGSHENG
ZHIBING YIBENTONG

第一章

谷部类——有谷则昌

俗话说『五谷为养』，在人们的日常饮食中，食用五谷对促进人体健康必不可少。国内外医学、营养学研究表明，长期适量食用富含纤维物质的五谷杂粮，如禾谷类、豆类等，对冠心病、脑血管动脉硬化、肥胖症、便秘、痔疮等能起到有效预防作用。

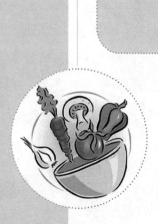

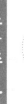

本章看点 ▼

● 禾谷类
大米→小米→薏米→玉米→糯米→小麦
→燕麦

● 豆类
黄豆→豇豆→黑豆→红小豆→绿豆→蚕豆
→芝麻→豆腐

禾谷类

大米 补中益气，健脾养胃

食物本草养生治病一本通

大米，又称白米、稻米，稻子的种仁，是中国人的主食之一。有白色的，也有乌白色、紫色和黑色的；有的较细长，有的呈短胖型。大米有糯米、粳米和籼米三种，从黏性程度上分，糯米黏性最强，籼米最弱，粳米居中。人们较喜欢吃黏性强一些的。

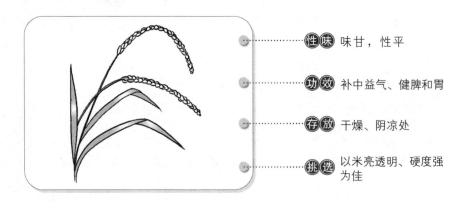

性味 味甘，性平

功效 补中益气、健脾和胃

存放 干燥、阴凉处

挑选 以米亮透明、硬度强为佳

食物功效：大米含有丰富的 B 族维生素，能预防脚气病、消除口腔炎症。米粥具有补脾、和胃、清肺功效。米汤益气、刺激胃液的分泌，有助于消化，并对脂肪的吸收有促进的作用。

中医学认为，粳米有治诸虚百损、强阴壮骨、生津、明目、长智的功能，是人间第一补物。

食用宜忌：在用大米煮粥时，一定不要放碱，否则会破坏大米中的维生素B$_1$，使人患上脚气病。不可与马肉同食，否则可引发痼疾。

温馨提示：生长期长的要比生长期短的好，中晚稻米要比早稻米好，略带青乌色的粳籼米要比纯白的粳籼米好，米亮透明的要比粗糙混浊的好，硬度强的要比硬度差的好，新米比陈米好。

‖食疗偏方‖

杏仁粥

原料：大米 250 克，南杏仁 50 克，水适量。

做法：南杏仁捣烂如泥，同煮粥食用。

功效

有止咳平喘作用，适用于气喘咳嗽日久不愈的患者，还可作为癌症患者的辅助治疗。

‖特色食谱‖

花生百合大米粥

原料：大米 100 克，花生 30 克，百合 25 克，枸杞 5 克。

做法：将枸杞子、花生与大米放入砂锅内，加水用武火烧至沸腾，改文火待米开花、汤稠时，撒上鲜百合，停火焖 5 分钟即成。

功效

强筋骨、明目养血。它具有明显的降压、降血糖作用，并能抗衰老。长期服用，还是美容佳品。

小米 滋阴养血，护肤安眠

　　小米，又叫粟米，是一年生谷子的子实。小米颗粒很小，黄色或黄白色，是我国北方自古以来的主粮之一。小米熬粥营养丰富，很容易消化，常用来作为病人和孕妇的膳食，有"代参汤"之美称。由于小米不需精制，保存了许多的维生素和无机盐，小米中的维生素 B_1 是大米的几倍；小米中的无机盐含量也高于大米。

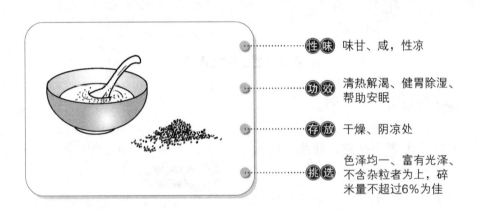

性味　味甘、咸，性凉

功效　清热解渴、健胃除湿、帮助安眠

存放　干燥、阴凉处

挑选　色泽均一、富有光泽、不含杂粒者为上，碎米量不超过6％为佳

　　食物功效：中医学认为，小米味甘咸，有清热解渴、健胃除湿、助安眠等功效。是病人、产妇宜用的滋补品。

　　小米因富含维生素 B_1、维生素 B_{12} 等，具有预防消化不良、反胃、呕吐及口角生疮的功效。它还具有滋阴养血的功能，可以使产妇虚寒的体质得到调养，帮助她们恢复体力。

　　食用宜忌：《本草纲目》认为：喝小米粥可以增强小肠功能，有养心安神之效，适宜于失眠、体虚、低热者食用；为老人、病人及孕妇的滋补食品。气滞者忌用，素体虚寒、小便清长者少食。

　　温馨提示：小米以色泽均一、富有光泽、不含杂粒者为上，碎米量不超过6％者为佳品。

　　小米的蛋白质营养价值并不比大米更好，因为小米蛋白质的氨基酸组成并不理想，赖氨酸过低而亮氨酸又过高，所以产后不能完全以小米为主食，应注意与动物性食品或豆类食品搭配，以免缺乏其他营养。煮小米粥不宜太稀。

‖ 食疗偏方 ‖

小米粥

原料：小米 100 克，红糖适量。
做法：如常法将小米煮成粥，加入红糖即可。早、晚餐食之。

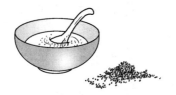

功效

　　养胃下乳，补肾益气。本粥特别适合于体弱、胃弱或产后虚损而引起的乏力倦怠、饮食不香、产妇乳少、口干作渴、呕吐等症的治疗。

‖ 特色食谱 ‖

小米蒸排骨

原料：猪排骨 500 克，小米 150 克，豆豉、菜籽油、料酒、冰糖、甜酱、精盐、味精、大葱、老姜、麻油各适量。
做法：将排骨洗净，断成 4 厘米长的段，豆豉剁细，姜、葱切丝，小米淘洗干净后用水浸泡待用。排骨加豆豉、甜酱、冰糖、料酒、精盐、味精、姜丝、菜籽油，拌匀，装入蒸碗内，然后在排骨上面放上小米，上笼用旺火蒸熟，取出扣入圆盘内，撒上葱花。锅置旺火上，放入麻油烧至七成热起锅，淋于葱花上面即成。

功效

　　滋养身体，增强体力，减轻皱纹、色斑、色素沉着。

薏米 祛湿除风，舒筋除痹

薏米又名苡米、苡仁、薏仁、米仁、六谷米、药玉米、菩提珠、回回米、裕米等，是禾本科植物薏苡的种仁。薏苡属多年生植物，茎直立，叶披针形，其子实卵形，白色或灰白色，既可食用，又可药用，性凉，味甘。由于薏米的营养价值很高，被誉为"世界禾本科植物之王"，在欧洲，它被称为"生命健康之禾"。

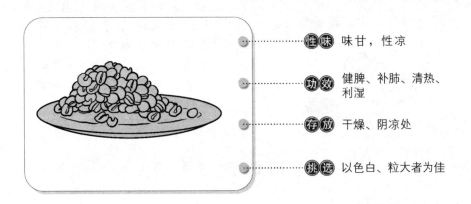

性味 味甘，性凉

功效 健脾、补肺、清热、利湿

存放 干燥、阴凉处

挑选 以色白、粒大者为佳

食物功效：中医学认为，薏苡仁和薏苡根有健脾、补肺、清热、利湿的作用。

近年来经试验和临床观察，薏苡仁对癌细胞有抑制作用，尤其适宜于肠、胃、肾、肺部癌患者。

由于它能抑制细胞的异常增生和繁殖，对皮肤异常增生，如粉刺、赘疣等有预防作用，利于粗糙皮肤的健美。

薏苡根具有清热、利尿功能。将它煎水代茶饮用，对黄疸型肝炎、急性和慢性肾炎以及泌尿系结石有良效。

食用宜忌：作为稀有的粮食品种，薏苡仁的适宜范围很广，一般人均可食用，尤适于老人、体弱者以及消化不良的人，便秘、尿多者及孕早期的妇女应忌食。

温馨提示：薏苡仁以色白、粒大者为优。

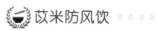 **食疗偏方**

 苡米防风饮

原料：苡米 50 克，防风 20 克。

做法：将苡米、防风用水煮熬，去渣后代茶饮用。每日 2 次，7 天为 1 疗程。

> **功效**
>
> 祛风除湿，通痹止痛。适用于风湿侵及经络而引起的肢节沉重作痛，甚至微肿发热者。

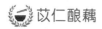 **特色食谱**

苡仁酿藕

原料：鲜藕 500 克，苡仁 50 克，橘红、百合、莲米、芡实各 15 克，糯米 25 克，蜜樱桃 30 克，瓜片 15 克，白糖 500 克，网油 60 克。

做法：取鲜藕粗壮部位，削去一头，内外洗净，用竹筷把眼通透，将淘洗过的糯米由孔装入，抖紧，再用刀背敲拍孔口，使之封闭不漏，待煮熟后漂于清水中，捞起，刮去外面粗皮，切成 6 毫米厚的圆片待用。莲米去心，同苡仁、百合、芡实分别择净，冲洗后装于碗中，加清水上笼蒸熟待用。瓜片、橘红切成丁，蜜樱桃对剖开。将网油修成一方铺于碗内，蜜樱桃随意摆成花纹图案，再相继放入瓜片、橘红、苡仁、百合、芡实、莲米等原材料，同时将藕片摆成风车形定好，撒入白糖放笼蒸至熟烂，出笼后翻于圆盘内，揭去网油不用，将其余白糖收浓汁浇上即成。

> **功效**
>
> 清热润肺，安神养心。很适合肺虚久咳、热病烦渴等症患者食用。

玉米 调中开胃，益肺宁心

玉米又称包谷、包米、棒子、玉蜀黍等，为一年生禾本科植物。原产于中美洲，是印第安人培育的主要粮食作物，喜高温，17世纪时传入我国。玉米是世界上分布最广泛的粮食作物之一，种植面积仅次于小麦和水稻。种植范围从加拿大和俄罗斯至南美。我国玉米年产量占世界第二位。玉米是粗粮中的保健佳品。玉米性平味甘，多食玉米，对人体的健康颇为有利。

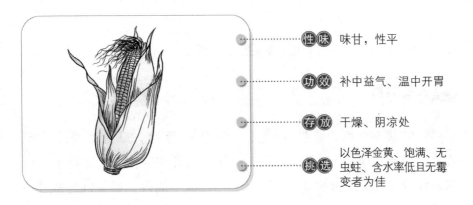

性味 味甘，性平

功效 补中益气、温中开胃

存放 干燥、阴凉处

挑选 以色泽金黄、饱满、无虫蛀、含水率低且无霉变者为佳

食物功效：玉米富含维生素E，可增强体力及耐抗力，中老年人常吃玉米可延缓衰老。玉米中的维生素B_6、烟酸等成分，具有刺激胃肠蠕动、加速粪便排泄的特性，可防治便秘、肠炎等。玉米富含维生素C等，有长寿、美容作用。

玉米胚中所含的物质可增强人体新陈代谢、调整神经系统功能，能起到使皮肤细嫩光滑，抑制、延缓皱纹产生的作用。

玉米调中开胃，降低血液中的胆固醇含量，防止动脉硬化和冠心病的发生。

食用宜忌：玉米面有粗细之分，食用以粗玉米面为佳，这种面中含有较多的赖氨酸，把玉米做熟食用更好。尽管玉米经过加热破坏了部分的维生素 C，但是却获得了价值更高的抗氧化剂。

吃玉米时，要把玉米粒的胚尖全部吃掉，因为玉米的许多营养都集中在这里。玉米同大米、豆类、面粉同食，营养价值更高。

温馨提示：玉米以色泽金黄、饱满、无虫蛀、含水率低且无霉变者为佳。

发霉的玉米不能食用，发霉后易产生黄曲霉菌（又叫黄曲霉素），多食有致癌作用。玉米也不宜与富含纤维素的食物经常搭配食用，因为玉米含有较多的木质纤维素。青玉米棒宜煮食而不宜烤食，烤食易产生多种有害物质。

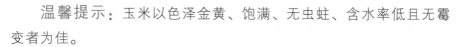

‖ 食疗偏方 ‖

🏆 玉米须茶

原料：玉米须 30 克，茶叶 5 克，白茅根 20 克。

做法：将玉米须、白茅根与茶叶同入杯中，用沸水冲泡即可。

功效

清热，利尿，降压。适用于高血压患者饮用。

‖ 特色食谱 ‖

🏆 玉米豆沙饼

原料：玉米粉、面粉、豆沙各 250 克，白糖 50 克，猪油适量。

做法：将玉米粉、面粉拌匀，加入糖、水揉成面团后，分成数份包上豆沙馅，用猪油煎熟即可。

功效

本饼色泽金黄，口味香甜可口，可作为精美点心食用。又可调中开胃，利肾和脾。

糯米 温补脾胃，疏通积血

糯米是稻米中性黏的一种，南方称为糯米，北方称为江米。可酿酒，熬糖，做餐糕食用。

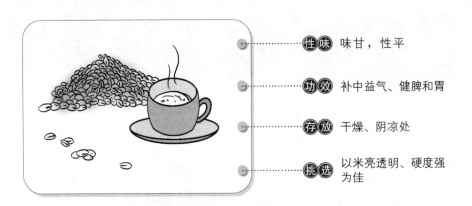

性味 味甘，性平

功效 补中益气、健脾和胃

存放 干燥、阴凉处

挑选 以米亮透明、硬度强为佳

食物功效：补血益虚，健脾暖胃。

食用宜忌：糯米营养丰富，含有蛋白质、脂肪、碳水化合物、钙、磷、铁、维生素 B_1、维生素 B_2 等，有固涩止汗、补血益虚、健脾暖胃的作用，与莲子搭配食用，钙与磷结合成磷酸钙，可强健骨骼和牙齿，还可以起到益气和胃、补养脾肺的作用。与红枣搭配食用，再适量添加点党参，有健脾益气的作用，适用于体虚气弱、心悸失眠等症。糯米性黏不易消化，在吃了过于油腻的菜肴后，应避免吃大量的糯米，以免损伤脾胃。糯米中含有磷，磷遇上苹果中的果酸，会产生不易消化的物质，会引起腹痛、恶心、呕吐等不良反应。

糯米性温黏腻，肺热所致的发热、咳嗽、痰黄黏稠和湿热作祟所致的黄疸、淋证、胃部胀满、午后发热等均忌用。脾胃虚弱所致的消化不良也应慎用。

糯米有收涩作用，对尿频、自汗有较好的食疗效果。但糖尿病患者不宜食或少食。

　　糯米与鸡肉相克，糯米的主要功能是温补脾胃，所以脾胃亏虚、经常腹泻的人吃了能起到很好的食疗效果，但与鸡肉同食会引起身体不适。

　　温馨提示：糯米以米亮透明、硬度强为佳。逢年过节很多地方都有吃年糕的习俗，正月十五的元宵也是由糯米粉制成的。

‖ 食疗偏方 ‖

糯米山药

原料：糯米 500 克，山药 50 克，红糖（或白糖）适量，胡椒少许。

做法：糯米用水浸一宿，沥干，以文火慢慢炒熟；山药共研细末。每晨取 15～30 克，加红糖（或白糖）适量，胡椒少许，以沸水调食。

功效

　　适用于脾胃虚弱、久泻、便溏少食。

‖ 特色食谱 ‖

糯米莲子粥

原料：莲肉 20 克，怀山药 25 克，红枣 10 枚，糯米 50 克，白糖适量。

做法：将莲肉、山药、枣及米相和煮粥，临熟入白糖，调匀即可。每日早晚 2 次分服。

功效

　　健脾止泻，益气养心。适于体倦无力、食少便溏、血虚萎黄、夜寐多、遗精淋浊、崩漏带下诸症。

小麦 利小便，养肝气

小麦是世界上分布最广、栽培面积最大的粮食作物之一，也是我国北方人民的主食之一。小麦的子粒主要用来制作面粉，再加工成面食。小麦营养价值很高，所含的 B 族维生素和矿物质对人体健康很有益处，是人体重要的营养来源。

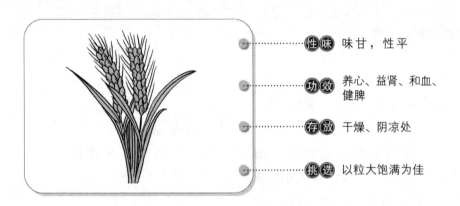

性味 味甘，性平

功效 养心、益肾、和血、健脾

存放 干燥、阴凉处

挑选 以粒大饱满为佳

食物功效：小麦具有养心、益肾、利小便、润肺燥等功效。小麦含淀粉、蛋白质、脂肪、卵磷脂、尿蛋白、磷、铁以及多种酶及维生素，因而有保护人体血液、心脏以及神经系统正常工作的功能。长吃小麦还可以增强记忆、养心安神。对于更年期妇女，食用未精制的小麦还能缓解更年期综合征。

食用宜忌：食用小麦时应注意少放或不放碱，因为碱会使所有面食中的营养如维生素 B_1、维生素 B_2、维生素 E 以及多种酶破坏掉 $50\% \sim 100\%$。

精制粉也同精米一样，有不少营养损失掉了，所以应将精粉与标粉参半食用，这样可以避免由于单纯食用精粉而产生的食欲不振、四肢无力、脚气病等营养缺乏性疾病。面粉与大米搭配着吃食疗效果很好。

患有脚气病、末梢神经炎的患者应少食面粉，体虚、自汗、盗汗、多汗者，宜食用浮小麦（嫩小麦）。

温馨提示：小麦以粒大饱满为佳，存放时间适当长些的小麦磨成的面粉比新小麦磨出的面粉的品质好，民间有"麦吃陈，米吃新"的说法。

‖ 食疗偏方 ‖

🏅 小麦粥

原料：小麦100克，大枣10枚，粳米50克。

做法：将小麦洗净后，加水煮熟，再入粳米、大枣同煮至稀粥；或先将生小麦捣碎后与大枣、粳米煮粥后食用。

> **功效**
>
> 养阴血，益心气，安心神。本品味甘性微寒，善能调养心阴，缓急宁心，清心除烦。

‖ 特色食谱 ‖

🏅 疙瘩汤

原料：小麦面粉200克，白萝卜100克，紫菜50克，青菜、盐、鸡精、白胡椒粉各少许。

做法：将白萝卜洗净切成细丝，在锅内先用油炒一下，加水、盐。将面粉放入碗中，加少许凉水，用筷子搅拌，让面粉结成小面疙瘩，这很重要，疙瘩要小，比较好入味，可以将比较大的面疙瘩撕成小块。水开后，将面疙瘩加入锅内，用勺子搅拌疙瘩汤，防止煳底。加入紫菜和青菜。快起锅时，加入盐、鸡精和一些白胡椒粉即可。

> **功效**
>
> 含有丰富的植物蛋白、维生素和碳水化合物，特别适合脑力工作者和儿童食用。

燕麦 益脾养心，减肥瘦身

燕麦，又称莜麦、野麦、雀麦、夏燕麦和裸燕麦等，是一年生或二年生草本植物，其叶细长而尖，花绿色，小穗上有细长的芒，子实可食，也可做饲料。是一种低糖、高营养、高能量食品。将燕麦的子实磨成面粉后即是燕麦面，这是一种高蛋白、高脂肪的谷类食品，营养价值居大米、小米、白面、高粱粉、玉米粉等九种粮食之首，营养素不但含量高，而且质量优，是较受现代人欢迎的食物之一。燕麦经过精细加工制成麦片，使其食用更加方便，口感也得到改善，成为深受欢迎的保健食品。

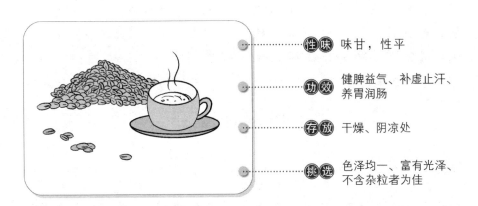

性味 味甘，性平

功效 健脾益气、补虚止汗、养胃润肠

存放 干燥、阴凉处

挑选 色泽均一、富有光泽、不含杂粒者为佳

食物功效：中医学认为，燕麦味甘性平，无毒，有健脾益气、补虚止汗、养胃润肠的功能。燕麦不仅可以预防动脉硬化、糖尿病、冠心病，而且对脂肪肝、糖尿病、便秘以及浮肿等有很好的辅助治疗作用，可增强人的体力、延年益寿。它还可以改善血液循环、缓解生活工作带来的压力；含有的钙、磷、铁、锌等矿物质，有预防骨质疏松、促进伤口愈合、预防贫血的功效，是补钙佳品。

食用宜忌：燕麦由于营养丰富，一般人都可食用。燕麦粥是产妇、婴幼儿、慢性病患者以及空勤、海勤工作人员的食补佳品。食用燕麦没有什么禁忌，但吃燕麦一次不宜太多，否则会造成胃痉挛或腹胀。

温馨提示：燕麦虽然具有益肝和脾之功效，但是由于吃得过多容易造成滑肠、催产，所以孕妇应忌食。

○———————‖ **食疗偏方** ‖———————○

🏅 燕麦牛奶汤

原料：燕麦粉50克，鸡蛋1个，鲜牛奶100毫升。

做法：将燕麦粉用清水少许调成糊状，鸡蛋打匀。锅至火上倒入清水适量，水开后倒入燕麦糊、鸡蛋，搅匀后起锅，冲入鲜牛奶即可。每日早餐食用。

功效

本方对自主神经功能紊乱、更年期综合征、老人、小孩儿多汗症及发汗过度致虚症有很好的疗效。

○———————‖ **特色食谱** ‖———————○

🏅 枸杞燕麦片粥

原料：燕麦片100克，枸杞子30克。

做法：将燕麦片加开水调开后稍煮，加入枸杞子后再煮熟至粥。

功效

健脾和胃，降糖降脂，滋肾养肝，益精明目。适用于高血压、糖尿病患者。

黄豆 润燥消水，清热益气

　　黄豆、青豆、白豆和黑豆统称为大豆，但主要是指黄豆。大豆既可食用，又可榨油，被称为"营养之花""豆中之王""田中之肉"，是最受营养学家推崇的食物之一。

　　大豆发酵制品包括豆豉、豆汁、黄酱及各种腐乳等，豆类最好的食用方法是煮粥、生成豆芽、制成豆浆等，这样较易为人体吸收。

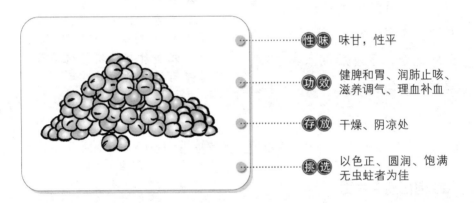

性味　味甘，性平

功效　健脾和胃、润肺止咳、滋养调气、理血补血

存放　干燥、阴凉处

挑选　以色正、圆润、饱满无虫蛀者为佳

　　食物功效：中医学认为，黄豆性平，味甘，无毒，有宽中益气、利大肠、清热解毒、利水消肿之功效。大豆是钙的天然宝库，它的含钙量较其他的豆类要多近50%。其中所含的钙、磷、钾和硼元素，可以对更年期骨质疏松起到良好的防治效果。

　　现代医学认为，大豆可以预防动脉硬化，抑制人体发胖，防止缺铁性疾病，补充儿童和中老年人的钙质，减少胆固醇在体内的积存，增强脑细胞发育，增强记忆力，降低糖尿病和癌症的发病率。

　　食用宜忌：黄豆一定要熟吃才好，一次不能食之过多，否则影响铁元素的正常吸收，会出现贫血、疲倦、全身无力等症状。消化功能不良、有慢性消化道疾病的人应尽量少食。

患有严重肝病、肾病、痛风、消化性溃疡、动脉硬化、低碘者应禁食。

温馨提示：以色正、圆润、饱满、无虫蛀者为佳。

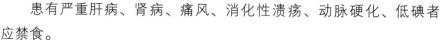

食疗偏方

🏅黄牛大豆酒

原料：黄豆 120 克，熟地黄、牛蒡根各 60 克，黄酒 500 毫升。

做法：将黄豆炒香，牛蒡根切段，与熟地黄一起浸泡于黄酒中。5 日后取酒服用，每次 25 毫升，日服 2 次。

> **功效**
>
> 　　健胃利湿，滋阴补髓。此四味合用，对风湿关节炎、类风湿关节炎及久病体虚者有很好的疗效。

附注 牛蒡根性寒，脾胃虚弱者不宜食用。熟地黄性质黏腻，有碍消化，脾虚食少、腹满便溏或痰湿素盛者，均不宜饮用。痛风性关节炎患者忌用。

特色食谱

🏅香辣四季豆

原料：黄豆 300 克，芝麻 20 克，辣椒面10克，花生油、盐各适量。

做法：锅置火上烧热，加入花生油，油热时放入黄豆煎炒至熟后盛入盘中。芝麻置锅中稍炒，倒在案板上擀成面与辣椒面、盐合在一起。待黄豆晾凉后撒入芝麻辣椒盐食用。

> **功效**
>
> 　　本菜香辣爽口，既可作风味菜肴，也可作时令小吃。

豇豆 健脾补肾，利尿除湿

豇豆，俗称角豆、姜豆、带豆。豇豆分为长豇豆和饭豇豆两种。长豇豆一般作为蔬菜食用，饭豇豆一般作为粮食煮粥、制作豆沙馅食用。李时珍称："此豆可菜、可果、可谷，备用最好，乃豆中之上品。"豇豆子老后呈肾脏形，有黑、白、红、紫、褐等各种颜色。

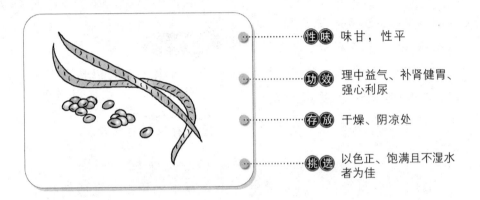

- 性味 味甘，性平
- 功效 理中益气、补肾健胃、强心利尿
- 存放 干燥、阴凉处
- 挑选 以色正、饱满且不湿水者为佳

食物功效：中医学认为豇豆性平味甘，有理中益气、补肾健胃的功效，对尿频、遗精及一些妇科功能性疾病有辅助治疗功效。

豇豆含有易为人体所吸收的优质蛋白质，一定量的碳水化合物、维生素以及钙、磷、铁等矿物质，有利于人体新陈代谢。

豇豆所含维生素 B，能使机体保持正常的消化腺分泌和胃肠道蠕动的功能，平衡胆碱酯酶活性，有帮助消化、增进食欲的功效。

豇豆中所含维生素 C 能促进抗体的合成，抑制病毒，提高机体的免疫能力。

豇豆的磷脂有促进胰岛素分泌、参与糖代谢的作用，是糖尿病患者的理想食品。

食用宜忌：豇豆食多则性滞，因此气滞便结的人应慎食豇豆。

豇豆与粳米一起煮粥最佳，但是一次不能食用过量，以防产气腹胀。

温馨提示：干豇豆以色正、饱满者为佳。作为蔬菜以鲜嫩、充实饱满、无锈斑、无虫蛀且不湿水者为好。长豇豆不宜烹调时间过长，否则会破坏营养成分。

‖ 食疗偏方 ‖

豇豆藿香银花汤

原料：豇豆 30 克，藿香、金银花各 15 克，白糖适量。

做法：前三味加水同煮，去渣取汁，调入白糖即成。代茶频饮。

功效

解暑和中，通利水湿，清热解毒，疏散风热，健脾。适用于夏季风热型感冒。服用本汤时忌服辛辣燥热之品。

‖ 特色食谱 ‖

麻酱豆角

原料：鲜豆角 500 克，精盐、麻酱、香油各适量。

做法：将鲜豆角择净并在开水中焯熟后，放一容器内自然冷却后拌入适量精盐。然后再将麻酱与香油调成稀汁浇在豆角上即可食用。

 功效

健脾开胃，防癌抗癌，润肠通便，利水消肿。

附注 本菜是一款风味独特的凉拌菜，豆角清香爽口，生脆鲜嫩，再配合芝麻酱的独特香味，实在是人们喜欢的佳肴。

黑豆 活血利水，祛风解毒

　　黑豆，又名乌豆、黑大豆等。是豆科植物大豆的黑色品种，故名黑豆。黑豆主要生长在气温较冷的地方，如我国黑龙江的黑豆最为出名。据分析，其营养极为丰富，蛋白质、脂肪、钙、磷、铁等的含量相当高，其蛋白质含量约为稻米的7倍。黑豆为著名的黑色食品，与黑芝麻、黑米、豆豉、黑枣、黑醋、发菜及海参和黑木耳、乌骨鸡等合称"黑十珍"。

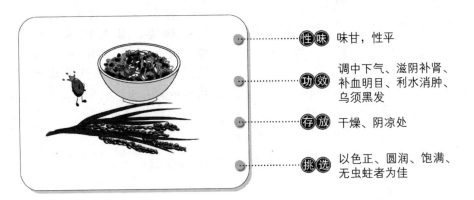

性味　味甘，性平

功效　调中下气、滋阴补肾、补血明目、利水消肿、乌须黑发

存放　干燥、阴凉处

挑选　以色正、圆润、饱满、无虫蛀者为佳

　　食物功效：调中下气，滋阴补肾，补血明目，利水消肿，乌须黑发。

　　食用宜忌：与红糖搭配食用，可以滋补肝肾、活血行经、美容乌发，而且对血虚、气滞、闭经有一定功效。柿子清热止血，黑豆生津润肺，两者搭配食用，对便血、尿血有很好的疗效，还可活血、利水、祛风、解毒。黑豆有补肾强身、活血利水、解毒、滋阴明目的功效；海带可以散结消痰、平喘利水；两者搭配食用，具有活血、利水、祛风、解毒的功效。不宜与厚朴同时食用，否则会引起腹泻。

　　温馨提示：1.老人和小儿不宜多食黑豆，食多不易消化。
　　2.黑大豆炒熟后，热性大，多食者易上火，故不宜多食。黑豆叶可治血淋，种皮养血疏风。

3.黑豆有延缓衰老的美容功效。因为黑豆含有丰富的抗氧化剂——维生素E，能清除体内的自由基，减少皮肤皱纹，养颜美容，保持青春。

4.黑豆泡的时候，会掉色，水色加深，这是正常的；如果只是洗了一下就掉色或者泡的时候水色特深，则可能是假的。

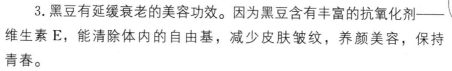

黑豆粥

原料：黑豆50克，豆腐皮50克。
做法：同煮汤，加适量油、盐调味食用。

功效

具有滋养补虚、止汗的功效，可治自汗过多及阴虚盗汗等症。

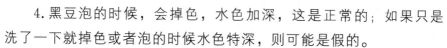

天冬黑豆粥

原料：黑豆、天冬、黑芝麻各30克，糯米60克，冰糖适量。
做法：将天冬、黑豆、黑芝麻及糯米洗干净，放入沙锅，加水适量，同煮成粥。待粥将熟时，加入冰糖，再煮一两沸即可。也可随意食用，温热服。

功效

滋阴养血，益肝补肾，固齿乌发，延年益寿。适用于目暗耳鸣、发白枯落、面色早枯、头晕目眩、腰酸腿软、神经衰弱以及肠燥便秘等症。

红小豆 利便消肿，解毒止渴

红小豆又名赤豆、米赤豆、红豆等，因皮层为红色而得名。赤小豆的主要产区为吉林、北京、天津、河北、陕西、山东、安徽、江苏、浙江、江西、广东、四川等省。红小豆富含淀粉，因此它具有生津液、利小便、消胀、除肿、止吐的功能，包括能消除肾脏性水肿、心脏性水肿、肝硬化腹水、营养不良性水肿的特别功能，所以被明代李时珍称为"心之谷"。小豆是生活中高营养、多功能的保健杂粮之一。

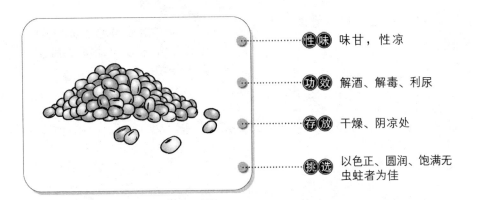

性味 味甘，性凉

功效 解酒、解毒、利尿

存放 干燥、阴凉处

挑选 以色正、圆润、饱满无虫蛀者为佳

食物功效：红小豆含有较多的皂角甙，可刺激肠道。因此它有良好的利尿作用，能解酒、解毒，对心脏病和肾病、水肿均有益。

红小豆含有较多的膳食纤维，具有良好的润肠通便、降血压、降血脂、调节血糖、解毒抗癌、预防结石、健美减肥的作用。

红小豆是富含叶酸的食物。产妇、乳母多吃红小豆有催乳的功效。

用红枣、桂圆同红小豆共煮粥，有补益气血之功效。

红小豆可以煮赤豆汤、赤豆粳米粥，蒸赤豆米饭，制作豆沙等，具有较好的营养价值。

温馨提示：红小豆利尿，故尿频的人禁止食用。

‖食疗偏方‖

🏅 红小豆百合杏仁粥

原料：红小豆 100 克，百合 15 克，杏仁 10 克，白糖适量。

做法：先加水如常法煮红小豆，半熟时加入百合、杏仁同煮，熟后加白糖即可食用。

功效

润肺止咳，除痰利湿。适用于肺燥而湿痰内阻、气不化津所引起的咳嗽、喘息、口干、痰多及小便不利等症。

‖特色食谱‖

🏅 红小豆鲫鱼汤

原料：红小豆 100 克，活鲫鱼 1 条（约 200 克），紫皮大蒜 1 枚，葱白 1 段（10 厘米长）。

做法：鲫鱼去鳞净膛后，与红小豆、大蒜、葱白共文火炖熟即可。

功效

具有消肿解毒之妙用。鲫鱼肉美味鲜，汤汁醇厚。二者合之，既是一道美味菜肴，又是肥胖症患者的良药，同时对高脂血症亦有很好的疗效。

绿豆 清热解毒，利尿下气

绿豆又叫青小豆，绿豆以豆皮绿色而得名，可供食用和酿酒。绿豆中的多种维生素、钙、磷、铁、无机盐等都比粳米多。因此，它不仅有良好的食用价值，还具有非常好的药用价值，有"济世之良谷"的说法。在酷热的夏季，人们常常用它来熬成绿豆汤以消暑解渴。绿豆原产于印度，后来主要种植于东亚、南亚与东南亚一带，在我国已有两千余年的栽培史。绿豆营养丰富，用途较多。

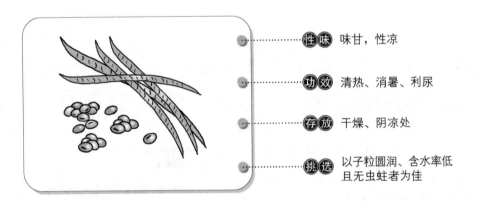

性味 味甘，性凉

功效 清热、消暑、利尿

存放 干燥、阴凉处

挑选 以子粒圆润、含水率低且无虫蛀者为佳

食物功效：绿豆味甘性凉，有清热、消暑、利尿的功效。夏季受热中暑或在高温环境工作的人出汗多，水液损失很大，钾的流失量多，体内的电解质平衡遭到破坏，人体会出现咽喉肿痛、大便干结、心烦燥渴。用绿豆煮汤来补充是最理想的方法，能够清暑益气、止渴利尿，不仅能补充水分，而且还能及时补充无机盐，对维持水液电解质平衡有着重要意义。

绿豆还有解毒作用。如发生有机磷农药中毒、铅中毒、酒精中毒（醉酒）及鱼虾等各种食物中毒的情况，用绿豆加甘草、藿香一同煎服可以缓解中毒者的症状，争取抢救的时间。

绿豆中的钙、磷等可以补充营养，增强体力。

食用宜忌：绿豆不宜煮得过烂，以免使有机酸和维生素遭到破坏，降低清热解毒功效。

绿豆中的赖氨酸含量较高，比大米和小米多出数倍，因此将绿豆与大米、小米配合食用，可使氨基酸互补，有利于人体的健康。

绿豆性属寒凉，脾胃虚弱易泄的人不宜多吃。未煮烂的绿豆腥味强烈，食后易恶心、呕吐。服药特别是服温补药时不要吃绿豆食品，以免降低药效。

温馨提示：以子粒圆润、含水率低且无虫蛀者为佳。

○────── ‖ **食疗偏方** ‖ ──────○

🏅 绿豆粥

原料：绿豆 100 克，通草 20 克，粳米 50 克。

做法：将绿豆先入锅中煮开后，再加入粳米、通草同煮，熬成浓粥即可，放凉食用。

功效

清热解毒，利水通淋。适用于下焦膀胱湿热之热淋、小便灼热、淋漓涩痛等症。

○────── ‖ **特色食谱** ‖ ──────○

🏅 绿豆糕

原料：绿豆粉 500 克，糕粉 400 克，糖粉 500 克。

做法：将糖粉先入锅中加适量水，并加热至溶，入绿豆粉及糕粉拌匀，装入糕模内，印压成糕点，蒸熟即可食用。

功效

清热解毒，除烦止渴。

附注 中医学认为绿豆是很好的清暑解毒的妙药，又是人们喜爱的豆类食品。将其制成糕点，食用方便，味道清香可口，寓药于食，是一款风味独特的佳品。

蚕豆 健脾胃，利五脏

　　蚕豆又叫胡豆、佛豆、夏豆、罗汉豆和马齿豆等，主要供煮食或煮后加调料炒食。蚕豆一般认为起源于西南亚和北非。我国的蚕豆相传为西汉张骞自西域引入。以四川产量为最多，次为云南、湖南、湖北、江苏、浙江、青海等省。干蚕豆仁既可作主食又可作副食食用，是一种大众食物。蚕豆中含有大量钙、钾、镁、维生素C等，并且氨基酸种类较为齐全。

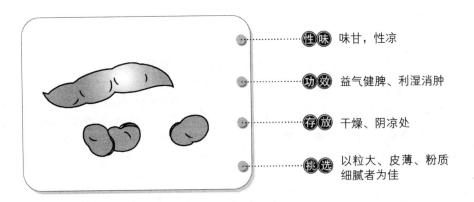

性味 味甘，性凉

功效 益气健脾、利湿消肿

存放 干燥、阴凉处

挑选 以粒大、皮薄、粉质细腻者为佳

　　食物功效：中医学认为，蚕豆具有益气健脾、利湿消肿等功能。

　　蚕豆中所含的磷脂是神经组织和其他膜性组织的重要营养来源，富含钙、锌、锰等，并含有丰富的胆碱，有增强记忆的作用。

　　蚕豆皮中的粗纤维有降低胆固醇、促进肠蠕动的作用。蚕豆中的维生素C可以延缓动脉硬化。另外，有人认为蚕豆对预防肠癌有一定的作用。

　　青蚕豆仁水煮带皮食用，可摄入大量的粗纤维和铁（为蚕豆粉的6～10倍）。制成蚕豆糕作为治疗呃逆和脾虚水肿的药膳。

　　用带壳的陈蚕豆与红糖煎汤，每早空腹服用，对慢性肾炎引起的水肿有治疗作用。不可多吃，以防腹胀伤损脾胃。对蚕豆过敏者不可食用，以免出现过敏、急性溶血等所谓"蚕豆病"。

食用宜忌：蚕豆不可生吃，应将生蚕豆烹制成熟品再食用，否则，易引起中毒。蚕豆含有致敏物质，有遗传性"蚕豆病"的人，不能吃蚕豆及其制品，甚至对蚕豆花粉也会产生过敏，会出现急性溶血性贫血甚至昏迷。这是因为体内缺乏某种酶类所致，是一种遗传缺陷。

温馨提示：干蚕豆以粒大、皮薄、粉质细腻者为佳。

‖ 食疗偏方 ‖

🏆 蚕豆壳冬瓜皮茶

原料：蚕豆壳 20 克，冬瓜皮 50 克，红茶叶 20 克。

做法：以上 3 味加水 3 碗，煎至 1 碗时，去渣饮用。

> **功效**
>
> 健脾除湿，利尿消肿。适用于肾炎水肿、心脏病水肿。

‖ 特色食谱 ‖

🏆 川冬菜炒蚕豆

原料：鲜蚕豆 400 克，川冬菜 100 克，花生油、盐、味精、白糖、酱油各适量。

做法：剥去鲜嫩蚕豆皮，洗净；冬菜洗净，切成碎末。锅置火上，放油烧热，随将蚕豆和冬菜末放入急炒，熟时加入盐、酱油、糖等调料，再略炒几下即成。

> **功效**
>
> 该菜含蛋白质、脂肪、维生素 B_1、维生素 B_2、维生素 C、烟酸及钙、磷、铁等营养物质，尤其磷、铁丰富，是防治缺铁性贫血的保健菜肴。

芝麻 润滑肠胃，调理血脉

芝麻属脂麻科，是胡麻的籽种。我国自古就有许多用芝麻和芝麻油制作的名特食品和美味佳肴。

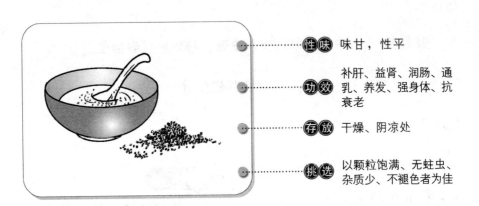

性味 味甘，性平

功效 补肝、益肾、润肠、通乳、养发、强身体、抗衰老

存放 干燥、阴凉处

挑选 以颗粒饱满、无蛀虫、杂质少、不褪色者为佳

食物功效：补肝肾、润五脏、生津、润肠、通乳、抗衰老。

食用宜忌：芝麻味甘气香，能健脾胃，饮食不良者宜食之，食后可以起到开胃、健脾、润肺、祛痰、清喉、补气的作用。芝麻能改善血液循环，促进新陈代谢，降低胆固醇；海带中富含碘和钙，对血液起到净化作用，能促进甲状腺素的合成；两者搭配，可美容、抗衰老。芝麻补肝肾、润五脏；狗肉益脾和胃、益肾、补胃气；两者搭配补益五脏、填精壮肾。鸡肉富含优质蛋白，此外，还含有饱和以及不饱和脂肪酸；芝麻中含有植物性不饱和脂肪酸，同时含有维生素 E 和丰富的钙；两者同食，营养丰富。

不宜与巧克力同食，巧克力所含草酸与芝麻所含的钙容易形成不被人体吸收的草酸钙，从而影响消化和吸收。炒食燥热，素体热者，食后易引起牙痛、口疮、出血等。黑芝麻令人肠滑，所以大便溏泄者忌食，遗精、早泄者慎用。

温馨提示：1.芝麻外面有一层稍硬的膜，把它碾碎才能使人体吸收到营养，所以整粒的芝麻应加工后再吃。

2.炒芝麻时要注意不要炒煳。

3.黑芝麻宜放置通风干燥处，防蛀。

‖ 食疗偏方 ‖

🥣 芝麻核桃丸

原料：核桃仁、枸杞子、五味子、黑芝麻、杭菊花各等分，蜂蜜适量。

做法：共捣烂，研为细末，炼蜜为丸，每丸重15克，每次1丸，每日3次，空腹服。

功效

滋阴，清热。适用于头晕、眼花、失眠等患者食用。

‖ 特色食谱 ‖

🥣 芝麻丸

原料：黑芝麻适量，黄酒少许。

做法：将芝麻洗净，重蒸3次；晒干，炒热研细，用焙蜜或枣泥为丸，每丸约10克。温黄酒送服。

功效

养血祛风。适用于中风偏瘫、便秘等患者。

豆腐 养阴生津，清胃泻火

黑豆、黄豆、白豆、豌豆和绿豆等都可用来制作豆腐。用水浸泡发涨，用石磨磨碎，滤去豆渣，将豆浆烧沸，用盐卤汁、山叶或酸浆、醋淀放入锅中制成。还有将烧沸的豆浆装入缸内，用石膏粉来制作。豆浆面上凝结的一层可揭取晾干，叫豆腐皮，做菜很好。豆腐是人们常见的食品。

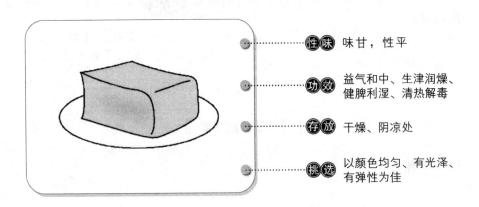

性味 味甘，性平

功效 益气和中、生津润燥、健脾利湿、清热解毒

存放 干燥、阴凉处

挑选 以颜色均匀、有光泽、有弹性为佳

食物功效：益气和中、生津润燥、健脾利湿、清热解毒。

食用宜忌：黄瓜能清热解毒、生津止渴、利尿消肿；豆腐可泻火解毒、生津润燥、解酒毒，还可降低血清胆固醇；两者同食，具有清热、解渴、除烦的功效，用于小儿夏季热、咽喉肿痛等症。香菜梗含蛋白质、脂肪、糖类、矿物质和大量维生素；豆腐皮中膳食纤维含量较高；两者搭配食用，营养丰富。

不宜与蜂蜜、碳酸饮料等食用：蜂蜜中富含的多种酶类和豆腐中的多种矿物质、植物蛋白、有机酸等，会在人体内发生生化反应，导致腹泻；豆腐中的钙遇到酸性物质容易凝结成块，因此，两者若一起食用，会降低人体对钙的吸收。

老年人和肾病患者、缺铁性贫血患者、动脉硬化患者等人群需要控制豆腐的食用量。

豆腐消化慢，小儿消化不良者不宜多食；豆腐含嘌呤较多，痛风及血尿酸浓度增高者慎食。

温馨提示：烹饪前，先将锅中的水煮开，放一小勺盐，把豆腐切块焯一下，才能保持完整。或者，炒菜时可在热油中煎1～2分钟，待表面变硬再翻炒。

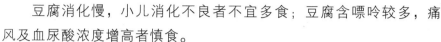

食疗偏方

🥣 豆腐粥

原料：大米100克，豆腐150克，调味品适量。

做法：将豆腐切细；大米淘净，放入锅中，加清水适量，浸泡5～10分钟后，文火煮粥，待沸后，下豆腐、调味品等，煮至粥熟即成，每日1剂。

功效

可清热解毒。适用于脾胃积热、痤疮粉刺、口干咽燥、肺热及肺燥咳嗽、脘腹胀满、痢疾等。

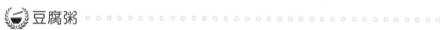

特色食谱

🥣 魔芋豆腐粥

原料：豆腐、大米各100克，魔芋50克，调味品适量。

做法：将魔芋择净，切细备用；大米淘净，加清水适量煮粥，待沸后调入魔芋、豆腐、食盐等调味品，煮至粥熟即成，每日1剂。

功效

可降脂减肥。适用于肥胖症、高脂血症、高血压病、糖尿病等。

第二章

菜部类——菜补为充

从古至今，在我国人民传统的食物养生中，蔬菜发挥着举足轻重的作用。番茄补血美容颜，韭菜补肾暖膝腰，萝卜化痰消胀气，葫芦止渴防干燥，芹菜健脾降血压，荇菜清热能利尿，可谓是「八仙过海，各显神通」。因此，我们在日常饮食中，应根据自己身体需要，摄取不同种类蔬菜的营养，争取做到有病治病，无病防身。

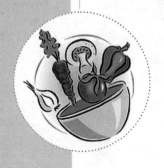

本章看点

◉ 根茎类

　　萝卜→胡萝卜→竹笋→土豆→魔芋→红薯→
　　山药→荸荠→芋头→藕→百合

◉ 瓜茄类

　　西红柿→茄子→青椒→冬瓜→黄瓜→丝瓜→
　　苦瓜→南瓜→西葫芦

◉ 叶菜类

　　大白菜→莴苣→生菜→空心菜→芦笋→大头菜
　　→韭菜→菜花→黄花菜→苋菜→芹菜→菠菜
　　→油菜

◉ 菌类

　　黑木耳→银耳→香菇→草菇→金针菇

萝卜 止咳嗽，稳血压

萝卜又名菜菔、罗服。原产于我国，栽培食用历史悠久，早在《诗经》中就有关于萝卜的记载。萝卜为一、二年生草本。根肉质，品种极多，营养丰富，有很好的食用、医疗价值，有"十月萝卜赛人参"的说法。

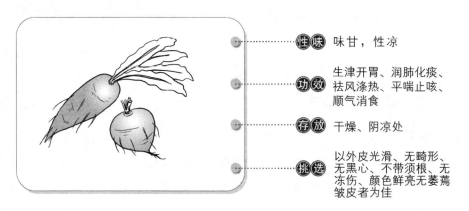

性味 味甘，性凉

功效 生津开胃、润肺化痰、祛风涤热、平喘止咳、顺气消食

存放 干燥、阴凉处

挑选 以外皮光滑、无畸形、无黑心、不带须根、无冻伤、颜色鲜亮无萎蔫皱皮者为佳

食物功效：萝卜具有生津开胃、润肺化痰、平喘止咳、养血润肤的功效。萝卜能抑制癌细胞的生长，促进胃肠蠕动，有利于体内废物的排出。萝卜还有降低血脂、软化血管、稳定血压的功效。

食用宜忌：萝卜特别适宜气管炎、多痰、腹胀、痢疾、便秘、小儿百日咳、糖尿病、高血压、高血脂以及癌症患者食用。

萝卜为寒凉蔬菜，阴盛偏寒体质者、脾胃虚寒者不宜多食。胃及十二指肠溃疡、慢性胃炎、单纯甲状腺肿、先兆流产、子宫脱垂等患者禁食萝卜。

温馨提示：一般来说，萝卜以大小均匀、外皮光滑、无开裂分枝、无畸形、无黑心、无糠心、不带须根、无冻伤、干净无泥土、颜色鲜亮无萎蔫皱皮者为佳。肉质以脆嫩、致密、多汁、味道纯正为优。

萝卜种类繁多，生吃以汁多味少者为好，平时不爱吃凉性食物者以熟食为宜。

○──────── ‖ 食疗偏方 ‖ ────────○

🏆 萝卜鲫鱼汤

原料：鲫鱼一条，白萝卜或胡萝卜若干，料酒、食盐、白糖、鸡精、葱、蒜、姜丝各适量。

做法：洗净鲫鱼和配料，烧热锅，放入油，烧至七成热，放入葱丝和姜丝，放鲫鱼，倒料酒，翻炒几下，然后加入水。鲫鱼汤呈白色的时候加入萝卜，或者也可加入一些香菇，等汤完全浓了的时候，加入盐、糖适量。出锅时加蒜瓣，一碗鲜香的鲫鱼汤就做成了。

功效

滋阴润肺，生津开胃，平喘止咳，特别适合感冒人群。

○──────── ‖ 特色食谱 ‖ ────────○

🏆 糖醋萝卜丝

原料：白萝卜500克，香油、白糖、米醋、精盐各适量。

做法：将白萝卜切去根和叶后洗净，用刀轻轻刮去表面的粗皮，切成6厘米长的细丝，放入小盆内，撒上精盐拌匀（使白萝卜中的水分经过盐渍后流出来）。将盐渍过的白萝卜丝用清水洗净，沥净水分，放在大碗内，加入白糖、米醋和香油拌匀，盛入盘内即成。

功效

下气补中，利胸膈，调肠胃，安五脏。

胡萝卜 健脾消食，行气化滞

胡萝卜，又叫黄萝卜、红萝卜，原产于中亚，元代以前传入我国。按皮色分为红色、黄色、橙色等多种多样，因其颜色靓丽、脆嫩多汁、芳香甘甜而受到人们的喜爱。胡萝卜对人体具有多方面的保健功能，因此被誉为"小人参"。

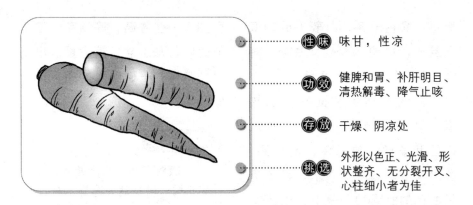

性味 味甘，性凉

功效 健脾和胃、补肝明目、清热解毒、降气止咳

存放 干燥、阴凉处

挑选 外形以色正、光滑、形状整齐、无分裂开叉、心柱细小者为佳

食物功效：胡萝卜含有丰富的维生素 A，具有防止呼吸道感染与保持视力正常、治疗夜盲症和眼干燥症等功能。妇女进食胡萝卜，有利于降低卵巢癌的发病率。

胡萝卜对防治高血压有一定效果，同时还是糖尿病患者的佳蔬良药。

食用宜忌：胡萝卜是一种老少皆宜的食品，但注意烹调时要与油脂共烹。另外，不要与酸味食品共食，这样会使胡萝卜中的维生素 A 遭到破坏。

胡萝卜不宜与白萝卜同煮，因为白萝卜中的维生素 C 含量极高，一旦与胡萝卜同煮，胡萝卜中的分解酶会将维生素 C 破坏掉。

另外，酒与胡萝卜同食，会造成大量胡萝卜素与酒精进入人体，而在肝脏中产生毒素，导致肝病。所以，两者不要同时食用。

温馨提示：胡萝卜质地以脆嫩、多汁、味甜，具有芳香气味的为佳，外型以色正、光滑、形状整齐、无分裂开叉、心柱细小的为佳。

‖ 食疗偏方 ‖

胡萝卜粥

原料：胡萝卜250克，粳米100克，油、盐各适量。

做法：将胡萝卜洗净切片，加粳米煮粥，煮熟后加适量油、盐调味。

功效

有补脾健胃、养阴润燥、助消化作用。适用于脾胃虚弱或老年人的食欲不振、消化不良、夜盲、皮肤干燥、高血压、糖尿病等症。

‖ 特色食谱 ‖

熘炒胡萝卜

原料：胡萝卜450克，鸡蛋2个，浸发木耳40克，花生油30毫升，水淀粉、白糖、葱、姜、精盐、味精各适量。

做法：胡萝卜去皮切成薄片；葱切成段，姜切成片。鸡蛋打散，加水淀粉搅成糊状，与萝卜片拌匀。花生油倒入炒锅中烧热，放入胡萝卜片翻炒，再放入葱段、姜片、白糖、精盐、木耳和味精，炒拌均匀即可。

功效

健脾开胃，祛痰止咳，消食理气。

竹笋 滋阴凉血，和中润肠

竹笋，别名笋或闽笋，为多年生常绿草本植物，食用部分为初生、嫩肥、短壮的芽或鞭。竹原产中国，类型众多，适应性强，分布极广。中国是世界上产竹最多的国家之一，分布全国各地，以珠江流域和长江流域最多，秦岭以北雨量少、气温低，仅有少数矮小竹类生长。竹笋性凉而味甘，是禾本科中竹亚科竹类植物的嫩茎芽，分冬笋、鞭笋和春笋三类。竹笋一年四季皆有，但春笋、冬笋味道最佳。烹调时无论是凉拌、煎炒还是熬汤，均鲜嫩清香，是人们喜欢的佳肴之一。

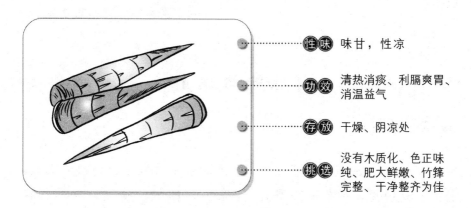

性味 味甘，性凉

功效 清热消痰、利膈爽胃、消温益气

存放 干燥、阴凉处

挑选 没有木质化、色正味纯、肥大鲜嫩、竹箨完整、干净整齐为佳

食物功效：中医学认为，竹笋无毒，具有清热消痰、利膈爽胃、消温益气的功效。

现代医学研究发现，竹笋因纤维素含量较高，蛋白质的类型良好，脂肪含量低，能促进肠道蠕动、帮助消化、消除积食、防止便秘，因而是防治便秘、大肠癌、乳癌的佳蔬。竹笋含镁丰富，对其他癌症也颇具预防功效。

竹笋富含 B 族维生素及烟酸等招牌营养素，具有低脂肪、低糖、多纤维的特点，本身可吸附大量的油脂。所以肥胖的人如果经常吃竹笋，可以达到减肥目的，并能减少与高脂有关的疾病。

食用宜忌：一般人群均可食用。肥胖和习惯性便秘的人尤为适合；但由于竹笋中含有难溶性草酸钙，因而有严重胃溃疡、胃出血、肝硬化、慢性肠炎以及泌尿结石的人应该谨慎食用；儿童正在长身体的阶段，也不宜过多食用。

温馨提示：购买时要注意，冬笋最佳，鞭笋最差，春笋居中，采收及时，没有木质化、色正味纯、肥大鲜嫩、竹箨完整为佳。

食用前应先用开水焯过，以去除笋中的草酸。切的时候靠近笋尖部的地方宜顺切，下部宜横切，这样烹制时不但易熟烂，而且更易入味。

放鲜笋时不要剥壳，否则就会失去清香味。

‖ 食疗偏方 ‖

竹笋银耳汤

原料：干竹笋（心白色者为佳）10克，银耳5克，冰糖20克。

做法：用冷水将竹笋、银耳分开泡发，去泥洗净；将竹笋切成长段，混合银耳用开水洗净；将冰糖置锅中用水溶化，撇去浮沫，倾入竹笋、银耳煮熟，装碗即成。汤汁清亮。

功效

清心明目，滋阴养肾，止咳润肺，提神益气，润肤，恢复肌肉疲劳。主治肾虚。

‖ 特色食谱 ‖

凉拌竹笋

原料：鲜竹笋60克，生姜粒10克，香油、香醋各适量，食盐少许。

做法：取鲜竹笋煮熟切片，加生姜粒、香油、香醋、食盐拌食。

功效

开胃消食，促进肠胃蠕动，消脂减肥。

土豆 愈伤解痉，健脾和胃

土豆是一种粮菜兼用型的蔬菜，又名马铃薯、山药蛋等，与稻、麦、玉米、高粱一起被称为全球五大农作物，因其块茎形似马铃而得名，皮黄、白或紫色，表面有稀密与深浅不同的芽眼。在法国，土豆被称作"地下苹果"。

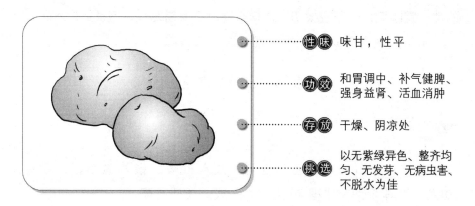

性味 味甘，性平

功效 和胃调中、补气健脾、强身益肾、活血消肿

存放 干燥、阴凉处

挑选 以无紫绿异色、整齐均匀、无发芽、无病虫害、不脱水为佳

食物功效：土豆具有和胃调中、补气健脾、强身益肾、活血消肿等功效。

土豆是低热能、多维生素和微量元素的食物，而且没有任何副作用。

土豆含钾比较高，能够预防高血压、心脏病。同时也是胃病和心脏病患者的优质保健食品。

食用宜忌：土豆基本上任何人都可以吃。土豆对消化不良有特效，特别适宜胃及十二指肠溃疡病人食用，尤其是希望减肥的人应该吃。

温馨提示：上好的土豆应该色正色鲜，无紫绿异色，块茎肥大充实，整齐均匀，无发芽，无病虫害，无冻害，不脱水。

土豆皮色变红变紫或有发芽的，绝对不能吃，防止中毒。土豆切开后容易氧化变黑，属正常现象，不会造成危害。

‖食疗偏方‖

🥣 醋溜土豆丝

原料：土豆 400 克，植物油、盐、醋、葱、花椒各适量。

做法：土豆削去皮，先切成薄片，再改刀切成细丝，愈细愈好（如能用礤子擦成丝更好）。用冷水泡上，约 20 分钟后，将水控净。葱去根及干皮，切成细丝。锅内放植物油，下花椒粒，炸至花椒粒出香味，将其盛出，再下葱丝稍煸，即下土豆丝快速翻炒几下，待土豆丝稍变软，下盐及醋，炒匀即迅速出锅装盘。注意土豆丝要炒熟，但应保持脆嫩，不要炒过软绵。

功效

此菜脆嫩爽口，味道独特，而且制作简便。土豆含有泛酸，有降低血压的作用，并能防止动脉硬化的发生。

‖特色食谱‖

🥣 鱼香土豆条

原料：土豆 500 克，鸡蛋 1 个，淀粉 100 克，鲜鱼骨架 250 克，青柿椒 25 克，色拉油 1.25 升，味精、精盐、蒜片、葱丝、姜丝各适量。

做法：土豆洗净去皮切成长 4 厘米、1 厘米见方的条，青柿椒去籽切成 3 厘米长、1 厘米宽的条。把土豆条用鸡蛋、淀粉（40克）抓糊。把鲜鱼骨架加 150 毫升清水上屉蒸 1 小时取出用其汤汁。锅内放油烧至八成热时，逐条放入抓糊的土豆条，炸透捞出，控净油备用。另用锅加油，加热后倒入蒜片、葱姜丝、青椒条，炒几下再倒入蒸鱼骨清汤、味精、精盐，汤沸后用调水淀粉勾芡，芡熟放入炸好的土豆条翻锅，淋麻油出锅装盘即成。

功效

健脾益胃、强身益肾，土豆所含的钾可以预防血管破裂。

魔芋 净血清肠，降糖降压

　　魔芋，又称为韶身、韶头、麻芋、鬼芋。魔芋的球茎可食，只是比芋头的球茎要大，表面呈褐色，富含淀粉、蛋白质以及魔芋甘露聚糖、葡萄糖、果胶等，可加工成豆腐、粉剂等。魔芋含有大量韶身甘露糖酐、维生素、植物纤维及一定量的黏液蛋白，具有奇特的保健作用和医疗效果，被人们誉为"魔力食品"。

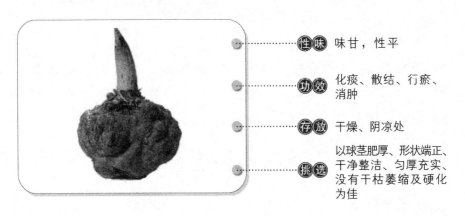

性味 味甘，性平

功效 化痰、散结、行瘀、消肿

存放 干燥、阴凉处

挑选 以球茎肥厚、形状端正、干净整洁、匀厚充实、没有干枯萎缩及硬化为佳

　　食物功效：中医学认为，魔芋有化痰、散结、行瘀、消肿等功效。

　　现代医学研究证明，魔芋所含的烟酸、维生素 C、维生素 E 等能减少体内胆固醇的积累，预防动脉硬化和防治脑血管疾病。

　　魔芋中所含的韶身甘露糖酐、硒、锌等对癌细胞代谢有干扰作用，能提高机体免疫力，所含的优良膳食纤维能刺激机体产生一种杀灭癌细胞的物质，能够防治癌瘤。

　　魔芋含有的铬能延缓葡萄糖的吸收，有效地降低餐后血糖，从而减轻胰脏的负担，使糖尿病患者的糖代谢处于良性循环，对糖尿病患者很有利。

　　食用宜忌：魔芋所有人都可以食用，尤其是糖尿病患者和肥胖者的理想食品。而且魔芋不含龙葵素，易于消化而不会中毒，很适宜身体虚弱的人食用。

温馨提示：优质的魔芋要球茎肥厚，形状比较端正，干净整洁，个体均匀，匀厚充实，没有干枯萎缩及硬化的现象，没有外伤及腐烂的情况。

生魔芋因含有毒的生物碱，必须煎煮3小时以上或者食前经碱水或石灰水漂洗才可食用，且每次食量不宜过多。

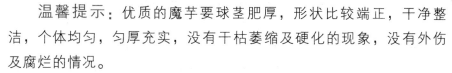

食疗偏方

🍲 魔芋芋头豆酱汤

原料：魔芋、芋头各50克，豆酱25克，白酒、酱油各适量。
做法：将魔芋切成小块蒸熟，芋头蒸熟后剥皮，然后将两者放在一起用汤汁和酱油同煮，把豆酱、白酒放在一起在火上慢慢熬，做成豆酱汤。把豆酱汤汁浇在魔芋、芋头上，再放入烤箱中烘烤，熟后即可食。

功效

化痰散结，消肿。适用于糖尿病患者食用。

特色食谱

🍲 魔芋黄瓜肉丝

原料：魔芋100克，黄瓜50克，瘦肉100克，葱、盐、味精各适量。
做法：将魔芋蒸熟切成细丝待用，黄瓜切成细丝，瘦肉切成细丝，三者入锅炒熟调味即可。

功效

魔芋含有少量的蛋白质、脂肪和维生素，瘦肉中含有丰富的蛋白质、脂肪和微量元素，黄瓜中含有丰富的维生素和微量元素，如此搭配，更加合理，适合大众食用，尤宜于肥胖、便秘和糖尿病患者食用。

红薯 益气力，肥五脏，抗癌症

红薯，又称白薯、番薯、地瓜、山芋、红苕等。红薯味道甜美，营养丰富，又易于消化，可做粮充饥，也可酿酒，还可以切片蒸晒、磨粉，又能从中提取淀粉制作粉条、粉丝等，久藏不坏。红薯可生食可熟食，可供给大量热能，所以有的地区把它作为主食。现代营养学家认为红薯是"天下第一食品"或"长寿食品"。

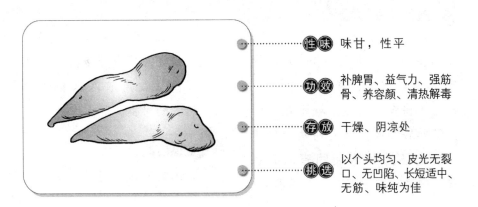

性味 味甘，性平

功效 补脾胃、益气力、强筋骨、养容颜、清热解毒

存放 干燥、阴凉处

挑选 以个头均匀、皮光无裂口、无凹陷、长短适中、无筋、味纯为佳

食物功效： 中医学认为，红薯可以补脾胃，益气力，强筋骨，养容颜，清热解毒。

红薯含有的纤维素很高，热量只有大米的1/3，又能在肠内大量吸收水分，增加粪便积累，不仅可以预防便秘，减少癌症的发生，而且有助于防止血液中的胆固醇的形成，预防冠心病的发生。

红薯含有独特的生物类黄酮成分，这种物质既防癌又益寿，是一种与肾上腺所分泌的激素相似的类固醇，国外学者称之为"冒牌荷尔蒙"，它能有效抑制乳腺癌和结肠癌的发生。

红薯对人体器官黏膜有特殊的保护作用，可抑制胆固醇的沉积，软化血管，防止动脉硬化，防止肝肾中的结缔组织萎缩，防止胶原病的发生。

食用宜忌：一般人都可食用。想减肥可以适量多吃一点。

红薯在胃中产酸，所以胃溃疡及胃酸过多的患者不宜食用。

烂红薯（带有黑斑的红薯）和发芽的红薯可使人中毒，不可食用。

温馨提示：红薯含有氧化酶，吃多了会在胃里泛酸，引起腹胀，所以不宜一次吃太多。可以与米面搭配食用，以减少胃酸。

煮熟的红薯应当趁热吃，切忌冷了再吃，否则难以消化。

‖食疗偏方‖

 红薯粥 ·····················

原料：新鲜红薯（以红皮黄心者为最好）150克，粳米100克，白糖适量。

做法：将红薯洗净，连皮切成小块，加水与粳米同煮成粥，待粥熟时，加入白糖适量，再煮沸2～3次即成。

功效

健脾养胃，益气通乳，涩精。适用于夜盲症、大便带血、便秘、温热黄症等。由于糖分较多，所以，糖尿病患者不宜选用。

‖特色食谱‖

 红薯小窝头 ·····················

原料：红薯400克，胡萝卜200克，藕粉100克，白糖适量。

做法：红薯、胡萝卜洗净后放入蒸锅中蒸熟，取出晾凉后剥皮，挤压成细泥，加入藕粉和少许白糖拌匀，并切成50克左右一个的小团，揉成小窝头。放入蒸锅中用旺火蒸约10分钟后取出，装盘即可食用。

 功效

健脾胃，补中气，通便秘。

山药 健脾补肺，益胃补肾

　　山药，又称山芋、怀山药等，在我国已经有几千年的历史，原产山西平遥、介休，现分布于我国华北、西北及长江流域各省区。山药外皮呈黄褐、红褐或者紫褐色，有长形棒状、扁形掌状及块状等，其肉质白嫩细腻，有大量的黏液，因其营养丰富，自古以来就被视为物美价廉的补虚佳品，既可做主粮，又可做蔬菜，还可以制成糖葫芦之类的小吃。

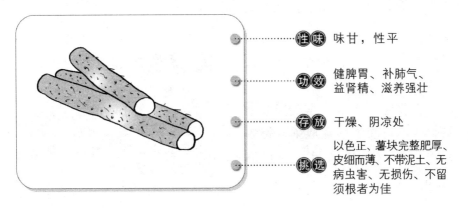

性味 味甘，性平

功效 健脾胃、补肺气、益肾精、滋养强壮

存放 干燥、阴凉处

挑选 以色正、薯块完整肥厚、皮细而薄、不带泥土、无病虫害、无损伤、不留须根者为佳

　　食物功效：中医非常重视山药的药性功能，认为山药有健脾胃、补肺气、益肾精、滋养强壮的功效，能除寒热邪气、长志安神、助五脏、长肌肉、止泄痢、化痰涎。

　　山药中含有多种微量元素，且含量较为丰富，具有滋补作用，为病后康复食补之佳品。

　　山药中含有大量的黏液蛋白，能预防脂肪沉淀，保持血管弹性，避免肥胖。而且黏多糖物质与无机盐类相结合，可以形成骨质，使软骨具有一定弹性。

　　山药含有丰富的维生素和矿物质，所含热量又相对较低，所以有很好的减肥健美的功用。

食用宜忌：山药老幼皆可食用，尤其是身体虚弱、精神倦怠、食欲不振、消化不良、慢性腹泻、遗精盗汗以及妇女白带、夜尿频多者。但由于山药有较强的收敛作用，所以大便燥结者不宜食用。

温馨提示：山药的质量要求以色正、薯块完整肥厚、皮细而薄、不带泥土、无病虫害、无损伤、不留须根者为佳。

食用山药应该去皮食用，以免产生麻、刺等异常口感。

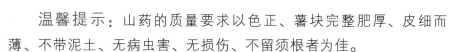

‖ 食疗偏方 ‖

🍵 山药粥

原料：大米 100 克，干山药片 1 把，白糖适量。
做法：加入同煮粥。

功效

补益脾胃，滋阴养液。适用于食欲不振、消化不良、遗精盗汗以及妇女白带、小儿食积、疳积等症。

‖ 特色食谱 ‖

🍵 山药鳗鱼饭

原料：山药 100 克，鳗鱼 1 条，粳米 100 克，酱油适量。
做法：粳米加水蒸成米饭，鳗鱼清蒸，将山药去皮切碎加入酱油后，浇在放有鳗鱼的米饭上。

功效

生吃山药本身就有滋补作用，再和营养丰富的鳗鱼一起食用，更是补养佳品。该菜尤适宜身体虚弱的人食用。

荸荠 生津润肺，凉血化湿

荸荠，俗称马蹄，又称地果，荸荠为扁圆形，直径约为 4 厘米，表面平滑有光泽，紫红色或者黑褐色，产于沙质土壤的黑泥中。荸荠肉质洁白，味甜多汁，清脆可口，自古有"地下雪梨"之美誉，北方人视之为"江南人参"。荸荠通常当做水果生吃，又可做蔬菜食用，是大众喜爱的时令之品。

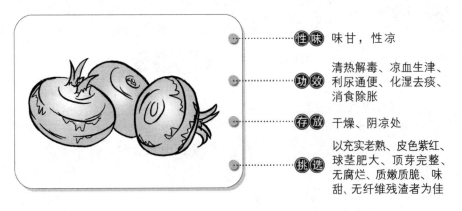

- **性味** 味甘，性凉
- **功效** 清热解毒、凉血生津、利尿通便、化湿去痰、消食除胀
- **存放** 干燥、阴凉处
- **挑选** 以充实老熟、皮色紫红、球茎肥大、顶芽完整、无腐烂、质嫩质脆、味甜、无纤维残渣者为佳

食物功效：荸荠具有清热解毒、凉血生津、利尿通便、化湿去痰、消食除胀的功效，可用于治疗黄疸、痢疾、小儿麻痹、便秘等疾病。

荸荠能促进牙齿骨骼的发育，调节人体酸碱平衡，适于儿童食用。

食用宜忌：荸荠是大众食品，老少咸宜，儿童和发烧病人最宜食用。

荸荠性寒，脾胃虚寒以及血瘀者应该慎用。有少儿遗尿以及糖尿病患者也不宜食用。

温馨提示：荸荠以立冬后采收的为优，选购时应该注意选择充实老熟、皮紫变红、球茎肥大、顶芽完整、大小均匀、无裂缝、无泥土、无腐烂、质嫩脆、味甜、无纤维残渣的为佳品。

‖ 食疗偏方 ‖

荸荠海蜇汤

原料：荸荠（净）、海蜇头各100克，精盐、味精、麻油、葱各适量。

做法：荸荠洗净，去皮，切成厚片。海蜇头用冷水浸泡，洗净泥沙，泡于沸水中。待泡开发松嫩时，取出再洗一遍，放入凉水中浸泡待用。葱洗净，切成葱花。锅上旺火，舀入清水500毫升，放荸荠与海蜇头，煨煮约15分钟，加精盐、味精调味，起锅倒入汤碗中，撒上葱花、淋上麻油即成。

功效

清热解毒，化痰软坚，降压，消积。主治原发性高血压、淋巴结核、小儿积滞。

‖ 特色食谱 ‖

荸荠炒肉片

原料：荸荠、精瘦肉各150克，花生油50毫升，洋葱30克，精盐、味精、豆豉各适量。

做法：荸荠去皮洗净，切成薄片。猪瘦肉切成小薄片。洋葱洗净，切成丝。将油置锅烧至六成热，瘦肉与荸荠同时倒入，用武火翻炒数遍，放入洋葱，待洋葱放出香味后，即将盐、味精投入，豆豉先用少许清水磨几下后即放入锅内，待豆豉水沸透几遍即可。

功效

本菜甜脆爽口，滋生津液，具有清泄肝热、利导小便的功效。是高血压与糖尿病患者的佳肴。

芋头 补气益肾，破血散结

芋头又称青芋、芋艿、毛芋。原产于印度，由东南亚等地引进。我国以珠江流域及台湾省种植最多，长江流域次之，其他省市也有种植。它是一种呈大碱性的食物，营养价值和土豆相似，而且不含龙葵素，吃起来口感细软，绵甜香糯，易于消化而不会引起中毒，是南方人喜爱的常见食品。它既可作为主食蒸熟蘸糖食用，又可用来制作菜肴、点心。在广东等地方，中秋节吃芋头是源远流长的一项习俗。

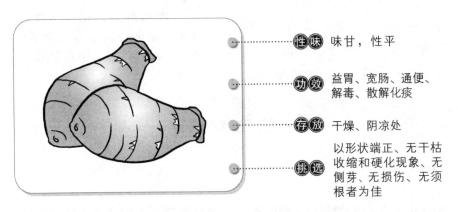

性味 味甘，性平

功效 益胃、宽肠、通便、解毒、散解化痰

存放 干燥、阴凉处

挑选 以形状端正、无干枯收缩和硬化现象、无侧芽、无损伤、无须根者为佳

食物功效：中医学认为，芋头性平味甘，有益胃、宽肠、通便、解毒、散解化痰，常用可补中益肾、疗热止渴，有调节中气的功用。

在芋头所含的诸种矿物质中，氟的含量较高，具有强健牙齿、防龋护齿的功效。

芋头中有多种微量元素，能增强人体的抵抗能力，可作为防治癌症的常用药膳主食。在癌症手术或术后放疗、化疗及其康复过程中，可作为辅助治疗。

食用宜忌：是一种大众化的食品，特别适合身体虚弱者食用。

一次不能吃得太多，以免引起腹胀。这是因为芋头含有较多的淀粉。

温馨提示：球茎肥大，形状端正，整洁均匀，组织充实，无干枯收缩和硬化现象，无侧芽，无损伤，无须根者为佳。

芋头不能生吃，要烹熟后再食用，否则其中的黏液会刺激咽喉。

芋头内含有一种物质对机体有治疗作用，但对皮肤黏膜有较强的刺激。因此在剥洗芋头时，手部皮肤会发痒，所以剥洗芋头时最好戴上手套。手不慎沾上这种物质，在火上烤一烤就可缓解，因为这种物质遇热能被分解。

‖食疗偏方‖

芋头粳米粥

原料：芋头250克，粳米100克，油、盐各适量。

做法：取芋头，去皮切片洗净，与粳米同煮粥，煮粥后油盐调味即可。

功效

本品具有散结、宽肠、下气之功效，适用于大便干结、妇女产后恶露排出不畅等症。

‖特色食谱‖

鲜芋头炖鱼

原料：鲜芋头250克，鱼500克，胡椒、猪油、食盐各适量。

做法：取鲜芋头，宰净鱼，加水同煮至熟烂，放胡椒、猪油、食盐调味。

功效

本菜味道鲜美，营养丰富，可调中补虚，益气增力。适用于脾胃虚弱、虚劳乏力者食补。

藕 健脾开胃，益血补心

藕，又名莲菜、果藕、荷藕等，生于水下的泥土层里，是睡莲科多年生水生植物莲藕的地下茎，藕原产于印度，后来引入中国。在南北朝时代，藕的种植就已相当普遍，迄今已有三千余年的栽培历史。藕味道微甜而脆，十分爽口，可生食也可做菜，不但营养价值高，而且药用价值也相当高，是老幼妇孺、体弱多病者上好的食品和滋补佳珍。早在清朝咸丰年间，莲藕就被钦定为御膳贡品了。

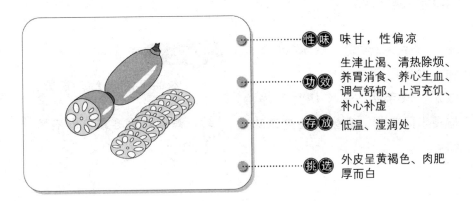

性味 味甘，性偏凉

功效 生津止渴、清热除烦、养胃消食、养心生血、调气舒郁、止泻充饥、补心补虚

存放 低温、湿润处

挑选 外皮呈黄褐色、肉肥厚而白

食物功效：中医学认为，莲藕有生津止渴、清热除烦、养胃消食、养心生血、调气舒郁、止泻充饥、补心补虚的功能，藕节可用于止血，莲子对于贫血、肝病等疾病有预防效果。

在块茎类食物中，莲藕含铁量较高，所以对缺铁性贫血的病人很适宜。

莲藕的含糖量不算很高，又含有大量的维生素 C 和食物纤维，对于肝病、便秘、糖尿病等一切有虚弱之症的人都十分有益。

藕中还含有丰富的维生素 K，具有收缩血管和止血的作用。对于口鼻常出血的人有收敛止血的功效。藕汁有明显的止血、止渴和醒酒的作用。

食用宜忌：莲藕营养丰富，味道鲜美，一般人都可食用。

不过产妇应该忌食莲藕，否则会引起不良的破血作用。另外，莲藕性冷，脾胃虚寒的人应忌食。

温馨提示：莲藕以肥大、色鲜、黄白而无黑斑、清香味甜、肉质嫩且多汁、无干缩断裂、无损伤、无瘀泥者为佳。

煮藕时忌用铁器，以免引起食物发黑，但可以用铝合金制品。

莲藕受到高温干燥之后，容易萎缩腐烂，肉质发黏，应将其保存在低温湿润处或水中，或者经常洒一些水。

‖ 食疗偏方 ‖

莲藕桃仁

原料：莲藕 250 克，桃仁 10 克，白糖少量。

做法：将莲藕洗净切小块，桃仁放入沙锅内（忌用铁锅），加适量水，共煮汤，煮熟后加白糖调味。

功效

活血化瘀。适用于妇女产后恶露排除不畅或闭经等症。

‖ 特色食谱 ‖

香辣藕片

原料：鲜藕 500 克，香油 25 毫升，辣椒油 40 毫升，花椒粉、醋、酱油、香菜、蒜头、生姜、味精和精盐各适量。

做法：将莲藕去皮洗净后切成片，香菜与生姜洗净切细，蒜头去皮后洗净剁成蓉。炒锅置火上，放入清水烧至将开时，投入切好的藕片焯熟，捞出用凉开水漂凉，加入香油、辣椒油、花椒粉、醋、酱油、香菜末、蒜蓉、生姜末、味精和精盐，拌匀装盘即成。

功效

本菜香辣爽口，藕片清脆，生津解渴。

百合 养心安神，润肺止咳

百合也称夜合、中蓬花、野百合等。因其鳞茎有数十片相累，状如白莲花，因而得名"百合"。百合是著名的保健食品和常用中药。百合具有团结合作、和睦友好的美好象征。人们习惯于在喜庆节日互赠百合以示庆贺和祝愿。在有客人来访时，会用百合做成的食品来款待客人。广东人更喜欢用百合、莲子同煲糖水，以润肺补气。

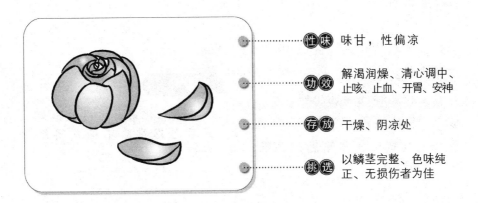

性味 味甘，性偏凉

功效 解渴润燥、清心调中、止咳、止血、开胃、安神

存放 干燥、阴凉处

挑选 以鳞茎完整、色味纯正、无损伤者为佳

食物功效：百合所含的各种营养物质，除了具有良好的滋补作用外，对病后体弱、结核病、神经官能症也大有裨益。有更年期综合征、各种胃炎、支气管不好的人食用百合，有助病情改善，皆因百合可以解渴润燥。常食有润肺、清心调中之效，可止咳、止血、开胃、安神。

百合中的硒、铜等微量元素能抗氧化、促进维生素 C 吸收，可显著抑制黄曲霉素的致突变作用，临床上常用于癌症的辅助治疗，有助于增强体质，缓解放疗反应。特别是它所含的特别物质秋水仙碱等，具有良好的抗肿瘤的效果，对各种癌症也有疗效。

食用宜忌：百合是老少皆宜的食品。

百合性偏凉，凡风寒咳嗽、腹泻便溏之人忌食。

温馨提示：以鳞茎完整、色味纯正、无损伤者为优。

食疗选择新鲜百合为佳。

百合为药食兼优的滋补佳品，四季皆可食用，但更适宜于秋季食用。

‖ 食疗偏方 ‖

百合大枣鸡蛋汤

原料：鲜百合60克（干品20克），鸡蛋1个，大枣4枚，白糖适量。

做法：干百合温开水浸泡2小时，捞出备用；百合、大枣放入水中共煮30分钟后加糖，再煮10分钟打入鸡蛋后稍煮即可。

功效

补气补血，清心安神益智。主治小儿多动症。

‖ 特色食谱 ‖

百合银耳羹

原料：百合、去芯莲子各50克，银耳25克，冰糖50克。

做法：百合与莲子加水适量煮沸，再加银耳，文火煨至汤汁稍黏，加冰糖。

功效

本羹清心安神，润肺止咳，补肾强身。适用于失眠多梦、焦虑健忘等症。

西红柿 健胃消食，清热解毒

　　西红柿，又名番茄、洋柿子。西红柿属于茄科一年生或多年生草本植物，其浆果可以食用，性微寒，味甘酸。西红柿含有丰富的胡萝卜素、维生素B和维生素C，尤其是维生素P的含量是蔬菜中最多的，被称为"维生素仓库"。

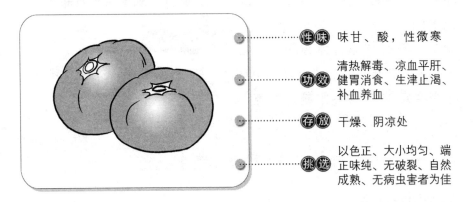

性味 味甘、酸，性微寒

功效 清热解毒、凉血平肝、健胃消食、生津止渴、补血养血

存放 干燥、阴凉处

挑选 以色正、大小均匀、端正味纯、无破裂、自然成熟、无病虫害者为佳

　　食物功效：西红柿有清热解毒、凉血平肝、健胃消食、生津止渴、补血养血的功效。

　　番茄含有的维生素和矿物质元素对于心血管具有保护作用，所以食用西红柿对防治动脉硬化、高血压和冠心病也有帮助。

　　番茄富含营养物质，具有养颜、抗衰老作用，使皮肤保持白皙且富有光泽。

　　食用宜忌：婴儿及儿童常吃西红柿，其中所含丰富的维生素和矿物质，对他们的发育特别有好处。

　　急性肠炎、菌痢及溃疡活动期病人不宜食用。

　　未熟和人工催熟的西红柿不宜食用，其中所含的番茄碱会使人产生头晕、恶心、呕吐和倦怠等中毒症状。

温馨提示：以色正、大小均匀、端正味纯、无破裂、自然成熟、无病虫害者为优。

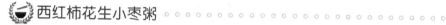

‖ 食疗偏方 ‖

西红柿花生小枣粥

原料：西红柿、花生米、小枣各适量。

做法：先煮花生米、小枣，熟时加入洗净的大米或小米煮成粥，食用前拌入洗净切碎的西红柿。

功效

补益气血，适用于孕妇产后虚弱，以及虚弱的癌症患者。

‖ 特色食谱 ‖

西红柿炒鸡蛋

原料：西红柿2个，鸡蛋3个，植物油35毫升，精盐、酱油、味精各适量。

做法：西红柿洗净，切成小片置盆中。将鸡蛋取蛋清部分流入碗中搅匀呈雪花状，放少许精盐。油烧至七成热，将蛋清炒熟铲出装盘。用锅内熟油煸炒西红柿，再放入鸡蛋，加上酱油、味精拌匀即可。

功效

本菜色泽鲜美，口味清淡，做法简便，营养丰富，是一道大众喜爱的家常菜肴，更适宜于各种类型高血压患者食用。

茄子 防治胃癌，延缓衰老

茄子又称落苏、昆仑瓜等，一年生草本植物，其浆果可食，是为数不多的紫色蔬菜之一，也是餐桌上十分常见的家常蔬菜。最早产于印度，公元4～5世纪传入中国。茄子有圆茄、灯泡茄及线茄等，在它的紫皮中含有丰富的维生素E和维生素P，这是其他蔬菜所不能比的。

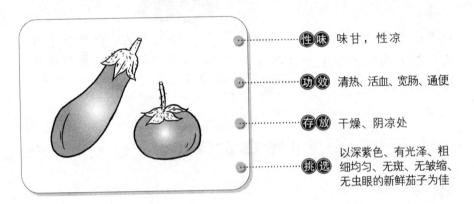

性味 味甘，性凉

功效 清热、活血、宽肠、通便

存放 干燥、阴凉处

挑选 以深紫色、有光泽、粗细均匀、无斑、无皱缩、无虫眼的新鲜茄子为佳

食物功效：中医学认为，茄子有清热、活血、宽肠、通便的功效，是高血压、动脉硬化、咯血、紫斑症及坏血病患者的食疗食品。

茄子纤维中所含的维生素C和皂草甙，具有降低胆固醇的功效。

此外，茄子所含的B族维生素对保持良好的记忆、恢复脑部疲劳非常有益。

食用宜忌：茄子适宜于发热、便秘、乳腺发炎患者食用，对癌症患者及放疗、化疗患者也极为适宜。但是茄子性凉，脾弱胃寒的人不宜多吃。有皮肤疮疡、眼疾者和孕妇不宜多食茄子。秋后晚茬茄有微毒，不宜多食。

现代医学研究指出一切欲预防心脑血管疾病的人，在食用茄子时不要把茄子皮刮掉，以增加摄取维生素E和维生素P的含量。

温馨提示：茄子以深紫色有光泽、粗细均匀、无斑、无皱缩、无虫眼的新鲜茄子为佳，如果没有光泽，说明不是新鲜茄子。

‖食疗偏方‖

蒸茄子

原料：茄子 2 个，油、盐各少许。
做法：把茄子洗净后切开放在碗内，加油盐少许，隔水蒸熟。

功效

　　有清热、消肿止痛之功效，适用于外痔发炎肿痛、内痔便血、高血压、便秘等症。

‖特色食谱‖

鱼香茄条

原料：鲜嫩茄子 400 克，瘦肉 100 克，木耳、洋葱、冬笋各 15 克，红干椒 5 克，淀粉 45 克，色拉油 1 升，葱丁、蒜片、姜末、精盐、味精、绍酒、酱油各适量，浓鲜鲫鱼汤 200 毫升。
做法：茄子去皮，切成 3.3 厘米长、0.9 厘米宽、0.7 厘米厚的条。瘦肉切片。木耳用水发好，一切两半。洋葱切块。冬笋切成排骨片。红干椒切筷子头大小的方丁。锅内放油加热至七成时，将茄条蘸一薄层淀粉下油中炸呈金黄色捞出，控净油。另用锅放火上，加底油，随即下葱姜蒜炝锅，然后放入肉片，炒变白色时，再放洋葱、木耳、冬笋、红干辣椒煸炒出香味时，再下入浓鲜鲫鱼汤、精盐、味精、绍酒、酱油调好口味。汤沸时用淀粉勾芡，放茄条，颠翻挂匀芡淋明油、麻油即可装盘。

功效

　　本菜色泽暗红，鱼香味浓，熟烂可口。具有保护心血管、抗坏血酸、防治胃癌、抗衰老的功效。

青椒 健胃消食，散寒除湿

青椒，又称菜椒、甜椒、大椒、灯笼椒、甜柿椒等。果实较大，辣味较淡，做蔬菜食用。青椒形状各异，色彩翠绿鲜艳，果实较大，呈扁球、长球、圆锥或圆柱形，新培育出来的品种还有红、黄、紫等多种颜色，因此不但能自成一菜，还被广泛用于配菜。

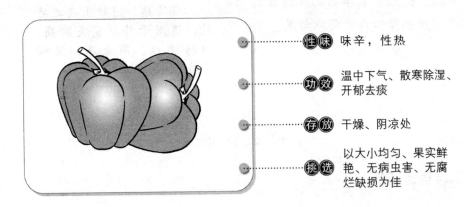

性味 味辛，性热

功效 温中下气、散寒除湿、开郁去痰

存放 干燥、阴凉处

挑选 以大小均匀、果实鲜艳、无病虫害、无腐烂缺损为佳

食物功效：青椒有温中下气、散寒除湿、开郁去痰的功效。

青椒含有抗氧化的维生素和微量元素，能增强体力，缓解疲劳。它含有丰富的维生素 C、维生素 K，可以防治坏血病，治疗牙龈出血、贫血。

食用宜忌：青椒老少皆宜，但因为其性热，所以溃疡、食道炎、咳喘、咽喉肿痛、痔疮患者均不宜食用。

温馨提示：优质的青椒应该大小均匀、果实鲜艳、无病虫害、无腐烂缺损。

青椒性热，一般人如无多食的习惯就不要吃得过多。

‖ 食疗偏方 ‖

🏅 苦瓜青椒

原料：苦瓜1根，青椒2个，料酒、精盐、味精各适量。

做法：将苦瓜洗净，一剖两半，去瓤、籽，斜切成厚片，放入沸水锅中煮一下，捞出用水洗去苦味；青椒去蒂、籽，洗净切片。锅内放花生油烧热，放入苦瓜、青椒煸炒，烹入料酒，放入精盐炒匀，用味精调味即可出锅装盘。

功效

清淡脆嫩，有润肤、明目、延缓衰老的功效。

‖ 特色食谱 ‖

🏅 青椒炒鸡丁

原料：鸡脯肉250克，柿子椒100克，植物油、精盐、味精、香油、葱、姜、料酒、胡椒粉、鲜汤、水淀粉各适量。

做法：把鸡脯肉切成丁，加少许水淀粉拌匀。柿子椒洗净后，去蒂、籽，切成丁。葱、姜分别切成末。锅置火上烧热，放入3勺油，下入鸡丁滑熟，倒出，沥净油。锅内留少许油，放入葱末、姜末炸香，下入1匙料酒、半勺鲜汤、适量精盐及青椒丁炒熟，放鸡丁、少许味精和胡椒粉，勾水淀粉，淋上香油，炒匀即可出锅装盘。

功效

本菜清淡鲜美，鸡丁白嫩，青椒香脆，是一款粤式风味菜肴。具有健脾开胃的功效。

冬瓜 利水消痰，清热解毒

冬瓜，又名白瓜、东瓜、葫芦等，其形状如枕，又叫枕瓜。冬瓜原产印度和中国南部，秦汉以前就有记载。多为春种秋收，秋冬上市，南方多在5月份上市，成熟时披有白色蜡粉，虽然长在夏天，却好像冬天的白霜，所以有冬瓜、白瓜之称。冬瓜喜温耐热，产量高，耐贮运，是夏秋的重要蔬菜品种之一，在调节蔬菜淡季中有重要作用，适宜市销、北运和出口。我国各地均有栽培。夏末、秋初果实成熟时采摘。

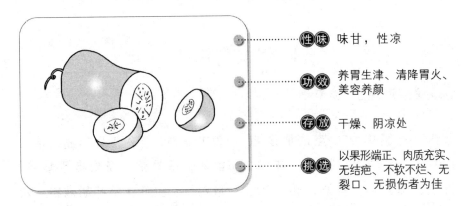

性味 味甘，性凉

功效 养胃生津、清降胃火、美容养颜

存放 干燥、阴凉处

挑选 以果形端正、肉质充实、无结疤、不软不烂、无裂口、无损伤者为佳

食物功效：冬瓜含有多种矿物质和微量元素，对人体的代谢具有调节的作用，维持人体的代谢平衡。冬瓜性凉味甘，能养胃生津、清降胃火，使人食量减少，促使体内淀粉、糖转化为热能，而不变成脂肪。对于防止人体发胖、增进形体健美具有重要作用，被誉为减肥佳品。

冬瓜有良好的清热解暑功效。夏季多吃些冬瓜不仅可消暑解渴、利尿，还可使人免生疔疮。因其利尿，含钠极少，所以是慢性肾炎水肿、营养不良性水肿的消肿佳品。

冬瓜有抗衰老美肤的作用，久食可保持皮肤美白如玉，润泽光滑，并可保持形体健美。

食用宜忌：一般人均可食用，对患有冠心病、肾脏病、糖尿病、高血压病的人尤为适用。

冬瓜性凉，故久病体弱者与阴虚火旺的人应禁止食用。

烧汤时，要用旺火沸汤速成，保持瓜嫩清香。

温馨提示：以果形端正、肉质充实、无结疤、不软不烂、无裂口、无损伤的为优。

冬瓜连皮煮成汤服用，利尿解热效果更好。

‖ 食疗偏方 ‖

🥣 冬瓜赤豆鲤鱼汤

原料：冬瓜 500 克，鲤鱼 1 条（约重 500 克），红小豆 60 克，麻油、味精各适量。

做法：冬瓜洗净，去皮切片，鲤鱼开膛洗净、切块，同红小豆共入沙锅中，加水适量炖熟，调入麻油、味精即成。

功效

补虚通乳，健脾消肿。主治产后体虚浮肿，乳汁不通。

‖ 特色食谱 ‖

🥣 冬瓜烧木耳

原料：冬瓜 300 克，水发木耳 50 克，味精、葱末、精盐各适量，熟猪油 50 克，水淀粉 10 克，鲜汤 100 毫升。

做法：将冬瓜削皮，去尽瓤及籽，切成 3 厘米长的菱形块，置沸水锅中焯水，捞出沥干水分。木耳洗净。把炒锅上火烧热，舀入熟猪油烧至六成热，放入葱末煸出香味，再放入瓜块、木耳、精盐、味精、鲜汤，烧开后，用水淀粉勾芡，装入汤碗内即成。

功效

冬瓜软嫩，木耳质脆，黑白相间，色香味美。

黄瓜 清热止渴，通利水道

黄瓜又名青瓜、王瓜、胡瓜。原产印度，后经西域传入。黄瓜幼时青绿色或白色，成熟后为青色和黄白色。黄瓜的含水量极高，它不但清脆爽口，鲜嫩宜人，营养丰富，人们常用它来美容。

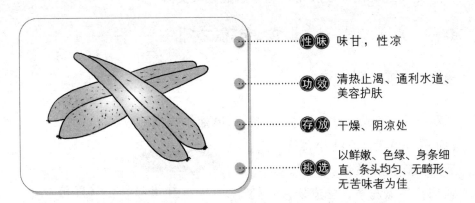

性味 味甘，性凉

功效 清热止渴、通利水道、美容护肤

存放 干燥、阴凉处

挑选 以鲜嫩、色绿、身条细直、条头均匀、无畸形、无苦味者为佳

食物功效：黄瓜具有清热止渴、通利水道、美容护肤的功效。

黄瓜可防治唇炎、口角炎。含有铬等微量元素，有降血糖的作用，对糖尿病患者来说，黄瓜是最好的亦蔬亦果的食物。

食用宜忌：黄瓜是适合糖尿病患者的理想食品。

因黄瓜性凉，患有胃寒病的人应忌食黄瓜；有肝病、心血管、高血压的人不要食用腌制的黄瓜。

温馨提示：以鲜嫩、色青、身条细直、条头均匀、无畸形、无苦味者为优。

黄瓜可当水果来吃，但是一次不可食之过多，以免造成腹部不适。

在凉拌黄瓜时，应加一些大蒜和醋，既可以杀菌，又可以增味。

黄瓜中的维生素含量较少，常吃黄瓜要同时吃其他的蔬菜和水果。

‖ 食疗偏方 ‖

黄瓜豆腐汤

原料：豆腐500克，黄瓜250克。

做法：豆腐切碎，黄瓜洗净后也切碎，二者同放入锅内加水烧开后煮三五分钟，去黄瓜、豆腐喝汤。

> **功效**
>
> 清热，生津，润燥，主治小儿夏季发热不退、口渴饮水多、尿多。

‖ 特色食谱 ‖

粉皮拌黄瓜

原料：嫩黄瓜1条（100克），粉皮2张，嫩姜10克，精盐、酱油、米醋、味精、熟花生油、麻油各适量。

做法：嫩黄瓜洗净，先切两半，挖去瓜瓤，再切成4厘米长的段，顺长切成薄片，加盐拌匀腌渍片刻待用。取当天拉出来的新鲜粉皮，切成5厘米长、1厘米宽的条，放入开水锅里烫一下，捞出沥干水分，趁热加入米醋、酱油、味精、熟花生油拌匀。将已拌味的粉皮装入盆里，把腌黄瓜片挤干盐水，堆放在粉皮上，嫩姜去皮，切成细末，撒在上面，淋上麻油即成。

> **功效**
>
> 本菜绿白相间，脆嫩软滑，清淡爽口，是大众所喜爱的一道家常菜肴。常食可美容，也可减肥。

丝瓜 祛风化痰，润肌美容

丝瓜又称天丝瓜、天罗瓜、布瓜、绵瓜、天吊瓜、倒阳菜、絮瓜等。原产于印度尼西亚，大约在唐宋时期传入我国，成为人们常用的蔬菜之一。丝瓜的药用价值很高，全身都可入药。丝瓜所含各类营养在瓜类食物中较高，具有较高的营养价值。特别是所含皂甙类物质、丝瓜苦味质、黏液质、木胶、瓜氨酸、木聚糖和干扰素等物质具有一定的特殊作用。

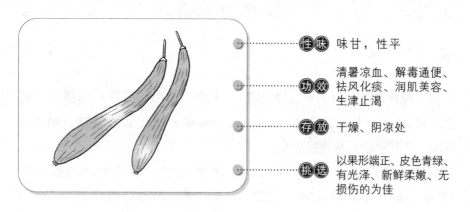

性味 味甘，性平

功效 清暑凉血、解毒通便、祛风化痰、润肌美容、生津止渴

存放 干燥、阴凉处

挑选 以果形端正、皮色青绿、有光泽、新鲜柔嫩、无损伤的为佳

食物功效：丝瓜味甘性平，有清暑凉血、解毒通便、祛风化痰、润肌美容、生津止渴等功效。

多吃丝瓜，对治疗女性月经不调有帮助。

丝瓜中含的维生素 B_1 能防止皮肤的老化，维生素 C 具有使皮肤增白的成分，能保护皮肤，消除斑块，使皮肤洁白、细嫩，是上好的美容佳品。

食用宜忌：女性月经紊乱者、身体疲乏的人适宜多吃丝瓜。

温馨提示：以果形端正、皮色青绿、有光泽、新鲜柔嫩、无损伤的为优。

丝瓜不宜生吃，可用开水焯一下，拌以适当的作料后食用鲜嫩爽口。丝瓜汁水丰富，宜现切现做以减少营养成分随汁水流失。

‖食疗偏方‖

🏆 蚌肉炒丝瓜

原料：蚌肉 180 克，鲜嫩丝瓜 300 克，花生油 60 毫升，酱油、味精、陈醋、精盐、生姜、葱白各适量，猪骨汤 100 毫升。

做法：蚌肉用清水揉搓净白，以无浊液为度，沥干水分待炒。丝瓜去皮用水冲净，切成薄片。用武火将蚌肉爆炒至半熟时，放入陈醋再加丝瓜，文火炒至丝瓜变青绿色添上拌料，即可出锅。

> **功效**
>
> 本菜色、香、味俱全。清淡而不腻，滋养而不燥，适宜于各种类型的高血压患者。蚌肉含大量的优质蛋白，丝瓜则含有丰富的维生素。两者合用，达到了优质蛋白、低脂肪、丰富维生素的配方要求。

‖特色食谱‖

🏆 香菇烧丝瓜

原料：丝瓜 500 克，香菇 15 克，花生油、麻油、精盐、味精、料酒、鲜姜、水淀粉各适量。

做法：将香菇水发后捞出，原汁放一旁沉淀，然后倒在另一个碗内备用，香菇片去根蒂洗净。丝瓜去皮洗净，顺长一劈两半，切成片，用开水稍烫后过凉。姜去皮剁成细末，用水泡上，取用其汁。将炒锅置于火上，放入花生油，用姜汁一烹，放入料酒、香菇汤、精盐、味精、香菇、丝瓜，开后淋入水淀粉勾芡，加入麻油，颠翻均匀即成。（不需煸炒，直接放入汤内烧制）

> **功效**
>
> 本菜色形美观，鲜嫩清香。清热利湿，顺气健脾，化痰止咳，凉血化瘀。

苦瓜 泻火解毒，养肝明目

苦瓜，又叫癞瓜、凉瓜，具有特殊的苦味，一般绿色和深绿色的苦味较浓，绿白色的次之，是受人们喜爱的一种蔬菜。苦瓜还有一种神奇的特性，就是苦瓜虽苦，却从不会把苦味传给同炒的菜，如用苦瓜烧鱼，鱼块绝不沾苦味，所以苦瓜又有"君子菜"的雅称。

苦瓜的特点是维生素C、维生素B以及苦瓜甙的含量较一般蔬菜高，其次是半乳糖醛酸和果胶的含量也较多。

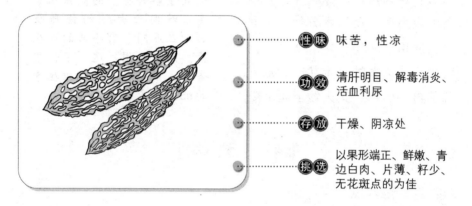

性味 味苦，性凉

功效 清肝明目、解毒消炎、活血利尿

存放 干燥、阴凉处

挑选 以果形端正、鲜嫩、青边白肉、片薄、籽少、无花斑点的为佳

食物功效：苦瓜具有清肝明目、解毒消炎、活血利尿的功效。

苦瓜中含有铬和胰岛素等物质，有明显的降血糖作用，是糖尿病患者理想的食疗食物。

现代的科技研究表明，苦瓜能抑制过度兴奋的体温中枢，起到消暑解热、清心开胃的作用。

食用宜忌：肠胃功能不好者要少吃。

温馨提示：以果形端正、果瘤（苦瓜身上一粒一粒的颗粒）大、色鲜嫩的为优。

用苦瓜做菜时，要先切成丝，再用热水稍烫后投入到凉水中漂一下，这样可以减少苦味。

在酷暑的夏日，可把苦瓜制成凉茶，可解烦提神。

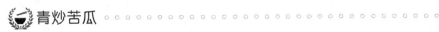

▌食疗偏方▌

🍵 青炒苦瓜

原料：鲜嫩苦瓜1根，大蒜、食用油、食盐、味精各适量。

做法：将苦瓜从中间切成两半，挖净瓤，洗净，切成薄片，在开水中浸泡10分钟（可以去除一些苦味）；将大蒜剥皮，切成碎蓉。取出苦瓜，用凉水过一下，沥干水分。锅中放入食用油，烧热，将蒜蓉下锅炒拌片刻，放进苦瓜片、食盐炒约5分钟。出锅前加入少许味精拌匀，出锅装盘即可。

功效

苦瓜具有消暑除热、明目解毒的功效。苦瓜中存在一种具有明显抗癌生理活性的蛋白质，有助于清除体内的有害物质，降低血脂。

▌特色食谱▌

🍵 鱼香苦瓜丝

原料：苦瓜500克，花生油、豆瓣酱、麻油、白糖、酱油、醋、葱丝、姜丝、红辣椒、蒜末、湿淀粉、盐各适量。

做法：将苦瓜洗净，切成两半，去瓤，切成细丝，放入沸水锅中烫透，捞出控干水分。红辣椒去柄、籽，洗净，在开水中稍烫，沥干水分。炒锅烧热，放花生油烧至五成热，下葱丝、姜丝煸炒出香味，再下豆瓣酱煸出红油后，加入酱油、白糖（少许）、味精烧开，放入苦瓜丝、辣椒丝炒匀，加湿淀粉勾芡，淋入香油，起锅装盘即成。

功效

本菜色泽鲜艳，软嫩微苦。具有清热明目、活血利尿的功效。

南瓜 补中益气，化痰排脓

南瓜，又称番瓜、饭瓜、倭瓜等，为一年生草本植物，能爬蔓，茎的横断面呈五角形。叶子心脏形。花黄色，果实一般扁圆形或梨形，嫩时绿色，成熟时赤褐色。果实可做蔬菜，种子可以吃。近年来，人们发现南瓜还有一定的食疗价值而备受人们的重视。

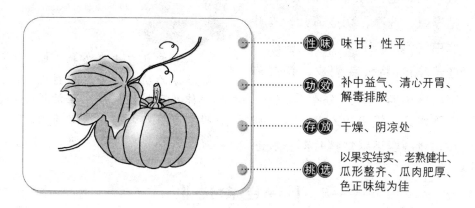

性味 味甘，性平

功效 补中益气、清心开胃、解毒排脓

存放 干燥、阴凉处

挑选 以果实结实、老熟健壮、瓜形整齐、瓜肉肥厚、色正味纯为佳

食物功效：南瓜具有补中益气、清心开胃、解毒排脓等功效。

南瓜中含的锌能促进机体的发育，有抗贫血、抗癌的能力。食用南瓜对肝炎、肝硬化、高血压和糖尿病，有一定的辅助治疗作用。南瓜对皮肤有很好的保健作用，被广大妇女称为"最佳美容食品"。

食用宜忌：南瓜是大众食品，老少皆宜。对于肥胖者和中老年人便秘之人尤为适用。患有脚气、黄疸以及气滞湿阻的人要禁用。南瓜不可与羊肉同食。

温馨提示：优质的南瓜以果实结实、老熟健壮、瓜形整齐、组织致密、瓜腔小、瓜肉肥厚、瓜瓤紧密、瓜皮坚硬有白粉、无腐烂斑点、色正味纯为标准。

南瓜大麦羹

原料：南瓜、大麦各 100 克，数颗红枣，白糖适量。

做法：南瓜去皮切丁备用。锅内加水煮滚，放入大麦并以武火煮滚，然后加入数颗去核红枣，改以文火煮至大麦裂开。加入南瓜丁，煮至大麦熟透后加入白糖，继续煮至白糖溶解即可。

功效

该羹香甜可口，营养丰富，易于消化和吸收。对于肥胖者和老年人便秘者尤为适宜。

|| 特色食谱 ||

鱼香南瓜

原料：南瓜 500 克，酱油、精盐、料酒、醋、蔗糖、味精、水淀粉、泡红椒、葱末、姜末、蒜末各适量，色拉油 500 毫升（实耗约 75 毫升）。

做法：将南瓜洗净去皮、瓤，切成 5 厘米长、1 厘米见方的条。把酱油、精盐、料酒、醋、白糖、味精、蒜末、水淀粉及清水 25 毫升放入碗内，对成芡汁。将炒锅置旺火上，放入色拉油烧至七成热，下入南瓜略炸片刻后捞出沥油。锅内留底油置旺火上，放入泡红椒、葱姜末炝锅，再放入南瓜条略炒一下，倒入兑好的鱼香芡汁，待芡汁烧开变稠时，翻炒均匀，盛入盘内即成。（要按调料比例对好鱼香芡汁；炸南瓜油温不宜太热，防止炸煳）

功效

本菜鲜嫩可口，鱼香味浓。能润肺益气，化痰排脓。

西葫芦 消除积滞，化痰解热

西葫芦又称美洲南瓜、西洋南瓜、夏南瓜等，一年生草质藤本（蔓生），有矮生、半蔓生、蔓生三大品系。是南瓜的一种变种，原产北美的墨西哥地区，清末传入我国。西葫芦皮薄、肉嫩、味鲜香爽口，以可荤可素、可菜可馅的众多吃法而深受人们的欢迎。值得注意的是，烹调时不宜煮得太烂，以免营养损失。

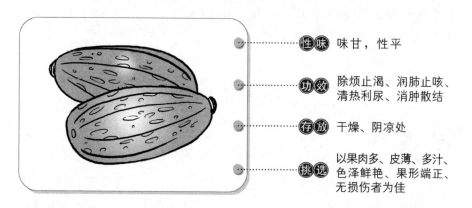

性味 味甘，性平

功效 除烦止渴、润肺止咳、清热利尿、消肿散结

存放 干燥、阴凉处

挑选 以果肉多、皮薄、多汁、色泽鲜艳、果形端正、无损伤者为佳

食物功效： 西葫芦质地鲜嫩，含有多种的营养素，具有除烦止渴、润肺止咳、清热利尿、消肿散结的功能。对烦渴、水肿腹胀、疮毒以及肾炎、肝硬化腹水等症具有辅助治疗的作用。

另外，它所含有的一种诱生剂是一种干扰素，可刺激机体产生干扰素，增强免疫力，发挥抗病毒和肿瘤的作用。

西葫芦所含的水分高达 94％，具有很好的润肤养颜的作用。

食用宜忌： 一般人均可以食用，比较适宜夜盲症患者。

温馨提示： 西葫芦以果肉多、皮薄、多汁、色泽鲜艳、果形端正、无损伤者为佳。

西葫芦不宜生吃。在烹调时不要煮得太烂，以免营养受破坏。

‖食疗偏方‖

油焖西葫芦

原料：西葫芦 500 克，葱、蒜、南酒、清汤、湿淀粉、香油、味精、精盐各适量，花生油 500 毫升（约耗 40 毫升）。

做法：将西葫芦去皮、瓤，洗净，切成条。把炒勺置火上，加花生油烧至四成热，放入西葫芦条，过油 2 分钟，取出沥油。炒勺内留底油，六成热时，煸葱、蒜末，烹南酒、清汤，加入盐及西葫芦条焖 2 分钟，加入味精、湿淀粉拌匀，淋香油，装盘即成。

功效

有清热利尿、润肺止咳的功效。适宜于水肿腹胀、疮毒以及肾炎患者食用。

‖特色食谱‖

炒双西

原料：西葫芦250克，西红柿2个，葱、姜末各适量，精盐少许。

做法：西葫芦切片，西红柿去蒂切片。锅内加油少许，放入葱花、姜末炒出香味。放入西葫芦片煸炒，微软时，放入西红柿煸炒，放盐，西葫芦炒软后出锅。如汁多，可加淀粉少许收汁。

功效

本菜清淡鲜香，色泽艳丽，色香味俱佳，利于减肥。

大白菜 除烦解渴，利尿通便

大白菜被古人称为菘，有"菜中之王"的美名，据说这是齐白石老先生对大白菜的赞誉，齐老作有一幅写意的大白菜图，并题句说："牡丹为花中之王，荔枝为百果之先，独不论白菜为蔬之王，何也?"于是"菜中之王"的美名不胫而走，逐渐流传开来。大白菜是我国北方地区主要的冬季蔬菜，有"冬日白菜美如笋"之说，更有"百菜不如白菜"的说法。大白菜具有较高的营养价值。

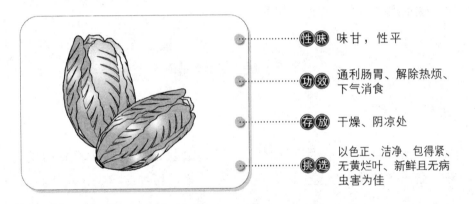

性味 味甘，性平

功效 通利肠胃、解除热烦、下气消食

存放 干燥、阴凉处

挑选 以色正、洁净、包得紧、无黄烂叶、新鲜且无病虫害为佳

食物功效：中医学认为白菜有通利肠胃、解除热烦、下气消食之功效。民间也常说："鱼生火，肉生痰，白菜豆腐保平安。"多吃白菜，可以起到很好的护肤和养颜效果。并能使女性患乳腺癌的几率大大降低。

食用宜忌：白菜适宜于慢性习惯性便秘、伤风感冒、肺热咳嗽、咽喉发炎、腹胀及发热之人食用。肺寒咳嗽者不宜食用。

用大白菜叶贴脸可减少面部的粉刺生长。

温馨提示：以色正、洁净、叶紧包、无黄烂叶、新鲜且无病

食物本草养生治病一本通

虫害为优。

腐烂的大白菜不能吃，否则会导致严重缺氧引起中毒，出现头晕、头痛、恶心、心跳加快、昏迷等症状，甚至有生命危险。

‖ 食疗偏方 ‖

🍵 白菜姜葱汤

原料：白菜（连根茎）120 克，生姜、葱白各 20 克。

做法：将白菜切段，生姜切片，葱白切段，加水适量，煎汤温服。每天 2 次，连服 3 天。

功效

清热解毒，发汗散表。可预防感冒，或治疗感冒初起之发热咳嗽。

‖ 特色食谱 ‖

🍵 酸辣白菜丝

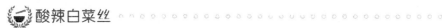

原料：大白菜 1 棵，干辣椒 5 个，生姜、白糖、醋、盐各适量。

做法：选用抱合很紧的大白菜，去掉外帮洗净，直剖成两半，切成半寸长的段，然后再直切成粗丝。取大盆一个，放一层菜撒一层盐，然后拌和均匀，用一个大盘子盖压，腌渍三小时后，挤去水分仍放盆内，加入白糖、醋拌匀。干辣椒洗去浮灰，泡软切成丝，和姜丝一起放于菜上。

功效

开胃通肠，解热除烦，行气利尿。

附注 该菜清脆微咸，有酸、辣、甜、香味，是四川一款风味菜肴，饮酒、佐餐皆宜。

莴苣 利五脏，通经脉

莴苣，又名莴笋、莴菜、千金菜等。是菊科一、二年生草本植物的一个变种，原产地中海沿岸及亚洲西部，隋代由呙国（今阿富汗）传入中国，故名莴苣。莴苣的品种可按叶形来分，有尖叶和圆叶两种，尖叶莴苣上细下粗，圆叶莴苣两端细而中下部较粗，茎叶均可食用。温暖地区以及有大棚蔬菜的地方，可常年供应市场。

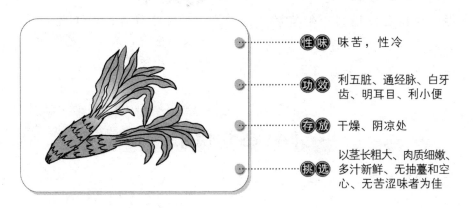

性味 味苦，性冷

功效 利五脏、通经脉、白牙齿、明耳目、利小便

存放 干燥、阴凉处

挑选 以茎长粗大、肉质细嫩、多汁新鲜、无抽薹和空心、无苦涩味者为佳

食物功效：莴苣味苦性冷，有利五脏、通经脉、白牙齿、明耳目、利小便的功效，能促进儿童长牙换牙和骨骼发育。

现代医学认为，食用莴苣比较有利于心脏病人和高血压患者。

近来研究认为，糖尿病患者常食莴苣能改善糖的代谢过程。

食用宜忌：神经官能症、高血压及心律不齐和失眠患者以及小便不通、尿血及水肿者宜食用此菜。

另外应该注意莴苣对视神经有刺激作用，会引起头晕嗜睡的中毒反应，所以有眼睛疾病的人，特别是夜盲症的人应忌食。

温馨提示：质量以茎长粗大、肉质细嫩、多汁新鲜、无枯叶、无抽薹和空心、无苦涩味者为优。根部发黄或发红的，时间已经过长，不要选购。

食前应将莴苣皮和老根部分去掉，切后用开水焯一下，凉拌、炒、煮、腌制或干制都很好。不过，盐要少放一点，不然的话，味道很坏。

‖ 食疗偏方 ‖

莴苣籽甘草粥 ∙∙∙∙∙∙∙∙∙∙∙∙∙∙∙

原料：莴苣籽 15 克，甘草 10 克，粳米 50 克。

做法：将莴苣籽捣碎，与甘草同煎，去渣留汁。将米放入煮成稀粥即可。空腹服用，连用 3 天。

功效

补脾胃，通乳汁。主治产后体虚乳汁不通。

‖ 特色食谱 ‖

凉拌莴苣 ∙∙∙∙∙∙∙∙∙∙∙∙∙∙∙∙∙∙

原料：莴苣一根，芝麻酱、辣椒油、甜酱、芝麻面、花椒面、精盐、白糖各适量。

做法：莴苣去叶和皮，洗净，先切成 5 厘米长的段，再切成细条，加精盐（5 克）拌匀，腌渍 2 小时，除掉涩味。将腌过的莴苣尖用清水洗净，沥干水分，放入大碗内。再把辣椒油、白糖、精盐、甜酱、花椒面、芝麻面、芝麻酱一起混合成汁，浇在莴苣嫩尖上，拌匀即成。

功效

泻热利水，杀虫解毒，可治疗小便不利、乳汁不通等症。

附注 本菜香甜麻辣、清淡爽口，是一款很有风味的凉拌菜。

生菜 清热爽神，清肝利胆

生菜即叶用莴苣，又叫叶用莴苣、牛利菜、散叶莴苣等，其叶可以生食，性凉味甘，所以生菜因适宜生食而得名，质地脆嫩，口感鲜嫩清香。在肉食量明显增加的现代人中，生菜给人带来清爽利口的美好感受，颇受人们喜爱。现在市场上一般有球形的包心生菜和叶片皱褶的奶油生菜（花叶生菜）两种。

油麦菜也是叶用莴苣的一种，叶片较长，与人们熟悉的生菜相近，又名牛利生菜。油麦菜的营养价值基本和生菜相同，略高于生菜。

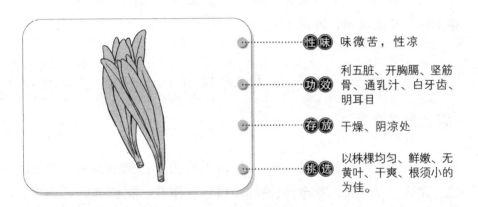

性味 味微苦，性凉

功效 利五脏、开胸膈、坚筋骨、通乳汁、白牙齿、明耳目

存放 干燥、阴凉处

挑选 以株棵均匀、鲜嫩、无黄叶、干爽、根须小的为佳。

食物功效：生菜有清肝、利五脏、开胸膈、利气、坚筋骨、通乳汁、白牙齿、明耳目和养胃的功效。对小便不通、尿血、水肿和孕妇产后缺奶或乳汁不通等患者尤其有利。

纤维和维生素C较白菜多，有消除多余脂肪的作用，所以又叫减肥生菜。

生菜茎叶中含有莴苣素，故味微苦，具有镇痛催眠、降低胆固醇、辅助治疗神经衰弱等功效。

另外生菜中含有甘露醇等有效成分，有利尿和促进血液循环的作用。

食用宜忌：生菜老少皆宜，一般人均可食用，特别适宜于儿童少年生长发育期食用，生菜性质寒凉，尿频、胃寒的人应少吃。生菜中的生化物对视神经有刺激作用，有眼疾的人要少吃。

温馨提示：以株棵均匀、鲜嫩、无黄叶、干爽、根须小的为优。选购时应该挑选色绿、棵大、茎短、鲜嫩的为佳。

因为生菜要生吃，所以一定要注意卫生。生菜因可能有农药化肥的残留，生吃前一定要洗净。另外应该注意生菜不宜久放，否则营养会随水分自动流失。

‖ 食疗偏方 ‖

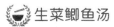生菜鲫鱼汤

原料：生菜 200 克，鲫鱼 1 条，盐、胡椒粉、味精、姜各适量。

做法：鲫鱼去鳞、鳃、内脏后洗净，放入锅内，加水适量，武火烧沸，文火炖至鱼烂后加入洗净的生菜及调料即可。

功效

清肝利水，消肿解毒，益气健脾。用于小便不利、水肿脚气、慢性肾炎等症。

‖ 特色食谱 ‖

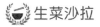生菜沙拉

原料：生菜300克，沙拉酱适量。

做法：将生菜切成大块，拌入沙拉酱即可。

功效

生菜生脆爽口，清香甜嫩，配以味道独特的沙拉酱，实在是一款风味独特的食品。常食生菜可以减肥。

空心菜 润肠通便，利湿止血

空心菜，又名蕹菜、竹叶菜、无心菜、通心菜，为一年生或多年生草本植物。以嫩茎、叶炒食或做汤，富含多种维生素、矿物质，为夏秋季节主要绿叶菜之一。空心菜茎呈圆筒状，颜色有绿色或紫色，空心菜的嫩梢含钙非常丰富，大约是西红柿的 12 倍，胡萝卜素的含量也较高。

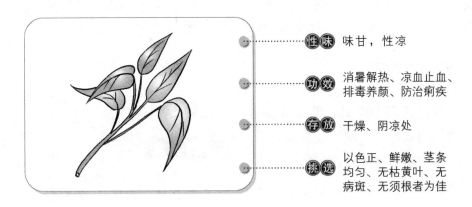

性味 味甘，性凉

功效 消暑解热、凉血止血、排毒养颜、防治痢疾

存放 干燥、阴凉处

挑选 以色正、鲜嫩、茎条均匀、无枯黄叶、无病斑、无须根者为佳

食物功效：空心菜中含的无机盐，可使血液呈现健康的碱性，可降低肠道的酸度，维持肠道内的酸碱平衡，有防止肠内菌群失调的功能，对防癌有一定的益处。

空心菜中含的烟酸、维生素 C 等能降低胆固醇、三酰甘油，具有降脂减肥的功效，含有的钾、氯等元素，有调节体液平衡的作用。现代药理研究表明，空心菜中含有胰岛素样的成分，可以治疗糖尿病。

空心菜中的叶绿素有"绿色精灵"之称，可洁齿防龋除口臭，健美皮肤，堪称美容佳品。它富含粗纤维素，具有促进肠蠕动、降低胆固醇、预防血管硬化的作用。

空心菜性凉，菜汁对金黄色葡萄球菌、链球菌等有抑制作用，可预防感染。因此，夏季经常吃，可以消暑解热、凉血止血、排毒养颜、防治痢疾。

食用宜忌：本品性寒，血压偏低、体质虚弱、消化不良、大便溏泄者不宜多食。

温馨提示：以色正、鲜嫩、茎条均匀、无枯黄叶、无病斑、无须根者为优。失水萎蔫、软烂、长出根的为次等品。

宜旺火快炒，减少营养的损失。

空心菜配以鸡蛋、鸭蛋、鱼类，或配以豆腐之类豆制品，也能做出众多美味佳肴。

‖ 食疗偏方 ‖

🏅 空心菜木槿鸡蛋汤

原料：鸡蛋 2 个，连根空心菜 250 克，鲜木槿花 60 克。

做法：鸡蛋用油煎熟待用，连根空心菜择洗干净，用水煮熟后捞起，再将木槿花和空心菜一同放入煎蛋的锅中，加入适量的水煮沸即可。可酌加盐调味。

功效

清热解毒，利尿除湿化浊。适用于小儿夏季低热不退、食欲不振、妇女带下等症。

‖ 特色食谱 ‖

🏅 素炒蕹菜

原料：蕹菜（净）500 克，猪油 50 克，精盐、味精、葱末、料酒各适量。

做法：先将蕹菜择去根、茎和老叶，洗净，沥去水分。炒勺坐旺火，放猪油烧热；下入蕹菜、葱末，翻炒；再下盐，烹料酒，放味精，炒至菜色变深，至汤汁开即可出勺。

功效

本菜降脂排毒，可以预防血管硬化，是中老年人保健食谱中的一款家常菜。

芦笋 增进食欲，抗癌降压

芦笋，又名露笋、青芦笋等。因其状如春笋而得名。它味道鲜美芳香，纤维柔软可口，能增进食欲，帮助消化。中国栽培芦笋从清代开始，仅有100余年的历史，在沿海地区各大城市郊区零星栽培，当地鲜销。从1984年开始，中国福建、河南、陕西、安徽、四川、天津等地市大规模地发展芦笋生产。在西方，芦笋被誉为"十大名菜之一"，是一种高档而名贵的蔬菜，营养学家和素食界人士均认为它是健康食品和全面的抗癌食品。

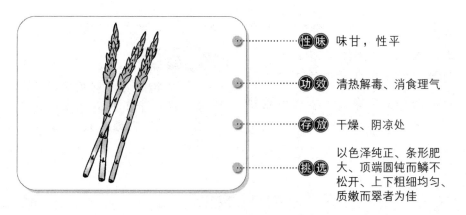

性味 味甘，性平

功效 清热解毒、消食理气

存放 干燥、阴凉处

挑选 以色泽纯正、条形肥大、顶端圆钝而鳞不松开、上下粗细均匀、质嫩而翠者为佳

食物功效：芦笋具有清热解毒、消食理气的功效。

芦笋可以使细胞生长正常化，具有防止癌细胞扩散的功能。国际癌症病友协会研究认为，它对膀胱癌、肺癌、皮肤癌和肾结石等有益。

芦笋中含有丰富的叶酸，多吃芦笋就能起到补充叶酸的作用，是孕妇补充叶酸的一个重要来源。

经常食用芦笋对心血管病、血管硬化、肾炎、胆结石、肝功能障碍和肥胖均有益。

食用宜忌：辅助治疗肿瘤疾患时应保证每天食用才能有效。

患有痛风和糖尿病的人不宜多食。

温馨提示：以色泽纯正、条形肥大、顶端圆钝而鳞不松开、上下粗细均匀、质嫩而翠者为佳。

芦笋虽好但不宜生吃，更不能保存长时间才吃。要注意低温保存并要尽快食用。

若用它来补充叶酸应避免高温烹煮，以免叶酸受到破坏。

食疗偏方

 芦笋粥

原料：芦笋 30 克，粳米 50 克。
做法：先煎芦笋，去渣。后入米煮为稀粥。

功效

辛凉解表。主治小儿疹出不畅，症见发热、烦躁、喘咳、呕吐等。

特色食谱

 芦笋鸡丝

原料：芦笋500克，鸡胸肉200克。
做法：将芦笋洗净，用微波炉文火加热至微熟，切成细丝。鸡胸肉也切成丝，和芦笋一起下锅炒熟即可。

功效

本菜脆嫩可口，滋味鲜美。鸡肉含有丰富的蛋白质、脂肪和微量元素，芦笋含有丰富的碳水化合物和维生素，两种食物搭配营养更全面。

大头菜 宣肺豁痰，温中利气

大头菜其实就是通常说的芥菜、雪里蕻，又称芜菁、芥辣、芥菜疙瘩，是芥菜的一个分类品种，为根用芥菜。它质地肥厚，水分少，纤维多，有强烈的芥辣味并稍带苦味，属于根用芥菜。雪里蕻和榨菜也都是芥菜的一种，属于叶用芥菜。榨菜质地肥厚柔嫩，口感脆辣。雪里蕻又称雪菜，是叶用芥菜的一种，具有特殊的香辣味。

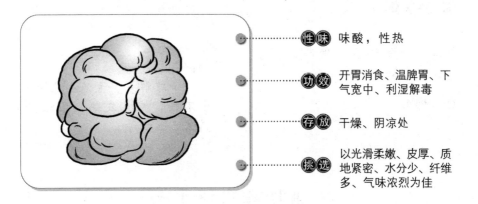

性味 味酸，性热

功效 开胃消食、温脾胃、下气宽中、利湿解毒

存放 干燥、阴凉处

挑选 以光滑柔嫩、皮厚、质地紧密、水分少、纤维多、气味浓烈为佳

食物功效：中医学认为，大头菜具有开胃消食、温脾胃、下气宽中、利湿解毒等功效。

芥菜类蔬菜含有丰富的食物纤维，可促进结肠蠕动，防止便秘，解毒防癌。

芥菜类蔬菜能抑制细菌毒素的毒性，抗感染和预防疾病的发生，促进伤口愈合。大头菜还能促进机体水、电解质平衡。

食用宜忌：大头菜可用于胃寒腹痛、食积不化等疾病。

芥菜类蔬菜性热，内热偏盛，患有疮疡、痔疮便血及眼疾的人应少食。

温馨提示：大头菜以光滑柔嫩、皮厚、质地紧密、水分少、纤维多、气味浓烈为上品。

芥菜类蔬菜一般不宜鲜食，只作为腌菜食用。

芥菜类蔬菜的腌制品高血压、血管硬化患者应注意少吃，以限制盐的摄入。

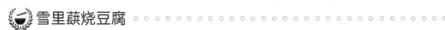

食疗偏方

🥣 雪里蕻烧豆腐

原料：雪里蕻30克，豆腐90克，肉末30克，酱油、食油、盐、葱、姜、糖各适量。

做法：将肉剁成碎末，将雪里蕻洗净切碎，将豆腐切成一寸长的方块，用油煎至两面起黄色。油锅热后，先煸肉末、葱、姜，然后放入豆腐、雪里蕻及少量水，烧至八九成熟，再加入糖炒匀烧透即成。

功效

温中利气，宣肺豁痰。适合老年人、孕妇、乳母、儿童和贫血、营养不良、术后恢复期、口唇炎患者食用。

特色食谱

🥣 香辣雪里蕻

原料：腌雪里蕻350克，五花猪肉100克，干红辣椒10克，色拉油、料酒、酱油、白糖、味精各适量。

做法：雪里蕻切成末，浸入凉水中，待咸味适当捞出，挤净水分；五花猪肉切成末；辣椒切碎。色拉油烧热，放入肉末、辣椒煸出香味时，倒入料酒、酱油，再放入雪里蕻、白糖、味精炒熟即可。

功效

开胃消食，增进食欲。

附注 本菜香辣爽口，脆嫩味醇。

韭菜 治疗便秘，预防肠癌

韭菜，又称起阳草，在北方是过年包饺子的主角。其颜色碧绿，味道浓郁，无论用于制作荤菜还是素菜，都十分提味。自古以来我国人民就有在初春之时食鲜味、尝春盘的"尝春"习俗，此时的韭菜特别的鲜嫩爽口，其次是晚秋韭菜的品质也比较好，夏天的最为差劲。所以有"春食则香，夏食则臭"的说法。

韭黄又名黄韭、韭白，是韭菜的软化栽培品种，生长于温室之中，一般在冬季上市。因不见阳光而呈黄白色，其营养价值要逊于韭菜，但味道要更鲜美一点。宜作菜肴的配料，亦可炒食、拌食、衬底、制馅。

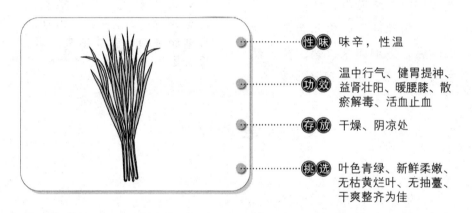

性味 味辛，性温

功效 温中行气、健胃提神、益肾壮阳、暖腰膝、散瘀解毒、活血止血

存放 干燥、阴凉处

挑选 叶色青绿、新鲜柔嫩、无枯黄烂叶、无抽薹、干爽整齐为佳

食物功效：中医学认为，韭菜入肝、胃、肾经，具有温中行气、健胃提神、益肾壮阳、暖腰膝、散瘀解毒、活血止血、止泻和调和脏腑等功效。可治胸脾心痛，噎嗝，反胃，各种出血，腰膝疼痛，痔疮脱肛，遗精，阳痿，妇人经、产诸症。

现代医学研究表明，韭菜富含食物纤维，能增强肠胃蠕动，对预防肠癌有积极意义，可有效预防习惯性便秘和肠癌。这些纤维还可以把消化道中的头发、沙砾、金属屑甚至是针包裹起来，随大便排出体外，有"洗肠草"之称。

另外，韭菜含有挥发性精油及含硫化合物，具有促进食欲和降低血脂的作用，对高血压、冠心病、高脂血症等有一定疗效。含硫化合物还具有一定杀菌消炎的作用。

韭菜为辛温补阳之品，含有一定量的锌元素，能温补肝肾，因此在药典上有"起阳草"之称，可与现今的"伟哥"媲美。

食用宜忌：一般人都能食用。多食则上火，因此阴虚火旺者以及有眼疾的人不宜多吃；夏韭老化，纤维多而粗糙，不易被肠胃吸收，因此胃肠虚弱的人也不能多吃。

韭菜中含有多量的硝酸盐，炒熟后不宜存放过久，特别是隔夜的熟韭菜不宜再吃。根据前人经验，韭菜不能与蜂蜜、牛肉同食。

温馨提示：优质韭菜应当是春秋季节上市的叶片肥厚、叶色青绿、新鲜柔嫩、无枯黄烂叶、无抽薹、干爽整齐的韭菜。

‖ 食疗偏方 ‖

韭菜牛奶汁

原料：韭菜一把，牛奶100毫升。
做法：把韭菜捣汁，将牛奶煮开，冲入韭菜汁，即可。

功效

温阳行气。主治小儿噎嗝、反胃、痢疾、脱肛等症。

‖ 特色食谱 ‖

韭菜摊鸡蛋

原料：鸡蛋4个，嫩韭菜100克，火腿末10克，色拉油60毫升，精盐、味精、姜末各适量。
做法：将韭菜洗净，切成6毫米的小段，鸡蛋打入碗内，加入精盐、味精、姜末、韭菜段搅拌均匀待用。锅擦洗干净放油，加热至七成热放入搅拌好的蛋液，摊成蛋饼，装盘撒上火腿末即成。

功效

本菜色泽鲜艳，味道可口，营养丰富。具有滋补壮阳、养肾活血的功效。

菜花 补肾填精，壮骨抗癌

菜花，又叫花椰菜，有白、绿两种，绿色的又叫西兰花、青花菜。南方多叫花菜，还有称其为椰花菜、花甘蓝、洋花菜和球花甘蓝的，属十字花科的一种蔬菜植物，其花球可食，性平味甘。在《时代》杂志推荐的十大健康食品中名列第四。白、绿两种菜花营养、作用基本相同，绿色的较白色的胡萝卜素含量要高些。

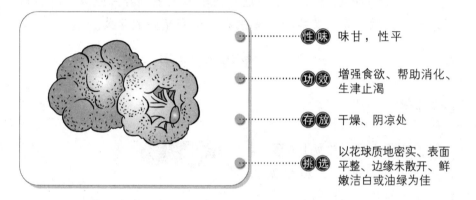

性味 味甘，性平

功效 增强食欲、帮助消化、生津止渴

存放 干燥、阴凉处

挑选 以花球质地密实、表面平整、边缘未散开、鲜嫩洁白或油绿为佳

食物功效：菜花有助消化、增强食欲和生津止渴的作用。

菜花营养全面，可以增强肝脏解毒能力，提高机体的免疫力，预防感冒和坏血病的发生。

长期食用菜花可以减少乳腺癌、直肠癌及胃癌等癌症的发病几率，被誉为抗癌新秀。

菜花是最好的血管清理剂，能减少心脏病与中风的危险。

食用宜忌：菜花适宜处于生长发育期的儿童食用，对于食欲不振、大便干结者很有帮助。

温馨提示：优质的菜花应该花球质地密实，表面平整，边缘未散开，鲜嫩洁白或油绿，无锈斑及外伤，无病虫害。

菜花食用之前，应将菜花放在盐水里浸泡几分钟，有助于去除残留农药。为了减少维生素的流失，烹调时，宜用武火快炒。应该注意不要过长时间煮焖，不要烧得过烂。

‖ 食疗偏方 ‖

虾米炒花菜

原料：新鲜花菜 400 克，水发虾米、葱段各 50 克，植物油、湿淀粉、绍酒、盐、鸡精各适量。

做法：把花菜洗净，掰成小块，放入开水锅中烫至断生捞出，用凉水过凉，沥干水分待用。炒锅置中火上，加入油，烧至温热，下葱段炸出香味弃去，随后烹入绍酒，加入约 4 汤匙水和少许鸡精，下虾米、花菜、盐，烧至入味，用湿淀粉勾芡，出锅即成。

功效

花菜有延缓衰老、排气通便、帮助消化等功效。高脂血症患者常食花菜是非常有益的。

‖ 特色食谱 ‖

肉片烧菜花

原料：菜花 300 克，猪肥瘦肉片 80 克，净油、葱末、面酱、料酒、酱油、精盐、味精、高汤、水淀粉、白糖、花椒油各适量。

做法：将菜花掰成小瓣，用沸水焯过控净水分。旺火坐勺烧热，放入净油；放肉片、葱末、面酱煸炒断生，烹料酒、酱油，加白糖、味精、高汤和少许盐；下入菜花烧透，勾芡，淋花椒油，出勺装盘即成。

功效

本菜色泽金黄，鲜香可口，营养丰富。猪肉为人类提供优质蛋白质、必需脂肪酸。菜花含类黄酮，能够防止胆固醇氧化，防止血小板凝结成块。

黄花菜 养血平肝，补虚发奶

黄花菜又叫金针菜、萱菜、忘忧草，古称"忘归草"。它是一种多年生草本植物的花蕾。黄花菜是深受人们喜爱的一种蔬菜。因其花瓣金黄，肉质肥美，香味浓郁，食之清香、鲜嫩，口感爽滑如同木耳、草菇，营养价值极高，自古被视作"席上珍品"，能促进人体的发育，对孕妇来说，是必备的佳品。但鲜黄花菜中含有一种叫"秋水仙碱"的物质，它本身虽无毒，但经过肠胃的吸收，在体内氧化为"二秋水仙碱"，则具有较大的毒性。所以在食用鲜品时，每次不要多吃。

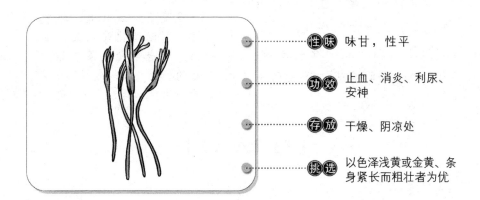

性味 味甘，性平

功效 止血、消炎、利尿、安神

存放 干燥、阴凉处

挑选 以色泽浅黄或金黄、条身紧长而粗壮者为优

食物功效：黄花菜含有丰富的磷、维生素 E 等延缓衰老的成分，具有较好的健脑抗衰功能。对于生活日益紧张而造成的精神疲惫的人来说，具有提神健脑的作用，经常食用对身体有益。

黄花菜中含有的烟酸等物质具有降低血清胆固醇的作用，能预防中老年疾病和延缓机体衰老。它所含的止血维生素、冬碱等成分有止血、消炎、利尿和安神的功效。

食用宜忌：有皮肤瘙痒症者禁止食用。

制作凉拌菜时，应先焯熟再凉拌；在制作其他的菜时，用冷水发制较好。

黄花菜不宜单独炒食，应有其他的菜相搭配食用。

温馨提示：质量以色泽浅黄或金黄、条身紧长而粗壮者为佳品。

|| 食疗偏方 ||

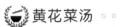

黄花菜汤

原料：黄花菜 30 克，白糖适量。

做法：黄花菜洗净，入锅中加水煎煮，去渣取汁。白糖调味。

功效

清热凉血，通利小便，鼻衄及小便不利者适用。

|| 特色食谱 ||

清炒黄花菜

原料：黄花菜 200 克，蒜末、姜、精盐、味精各适量。

做法：将黄花菜洗净沥干，锅内放花生油烧热，放入黄花菜煸炒，放入精盐炒匀，最后用蒜末、姜、味精调味即可。

功效

本菜色泽金黄，清香鲜嫩，口感爽滑。营养价值极高，对孕妇来说是必备佳品。

黄花菜炒木耳

原料：黄花菜 200 克，干木耳 50 克，瘦肉 100 克，盐 2 克。

做法：焯好的黄花菜捞出来泡在凉水里 2 小时。泡黄花菜的间隙，泡几朵木耳。泡好后清洗干净，撕成小块。瘦肉切丝，黄花菜捏干水分。锅内放油烧热，放入葱花爆香，把肉丝先下锅煸成白色，然后放木耳煸炒。下黄花菜，加入少许汤、精盐，炒至黄花菜入味，出锅即可。黄花菜炒木耳如果不加肉就是著名的斋菜。

功效

具有健脑抗衰、益气补血的功效。

苋菜 减肥轻身，防止便秘

苋菜又名青香苋、红苋菜、野刺苋、米苋、人旱菜、杏菜、荇菜、莹莹菜、玉米菜等。苋菜分为白苋菜及红苋菜，盛产于夏季，它原本是一种野菜，属一年生草本植物，叶的形状和颜色各有不同，其幼苗和嫩叶均可食用。我国自古栽培苋菜，在中国汉初的《尔雅》中称"蒉，赤苋"。因为它被民间视为对骨折之人和孕产妇有益的蔬菜，所以，有的地区把苋菜称为"长寿菜"。

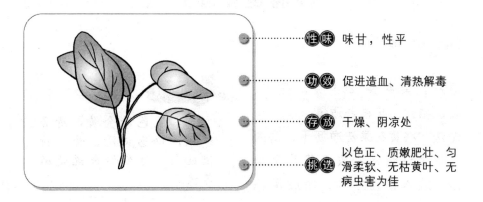

性味 味甘，性平

功效 促进造血、清热解毒

存放 干燥、阴凉处

挑选 以色正、质嫩肥壮、匀滑柔软、无枯黄叶、无病虫害为佳

食物功效：苋菜富含易被人体吸收的钙质，对牙齿和骨骼的生长可起到促进作用。

苋菜还能维持正常的心肌活动，防止肌肉痉挛（抽筋）。这是因为它所含丰富的铁，可合成为红细胞中的血红蛋白，有携带氧气的功能。

它含有丰富的铁、钙和维生素K，可以促进凝血、造血等功能。苋菜常食可以减肥轻身，促进排毒，防止便秘。

苋菜性平味甘，在夏季多食用红苋菜，具有清热解毒、治疗肠炎痢疾、大便干结和小便赤涩的效果。

食用宜忌：肠胃怕寒、易腹泻的人不宜多食。

温馨提示：质量以色正、质嫩肥壮、匀滑柔软、无枯黄叶、无病虫害、不带泥沙杂物为优。

烹调时间不宜过长，以避免营养流失。

凉拌时，一定要加入蒜泥，味道更鲜。

‖食疗偏方‖

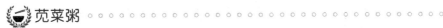

🏅苋菜粥 ······

原料：苋菜 100 克，粳米 50 克，味精、精盐、香油、葱、蒜、姜末各适量。

做法：苋菜洗净，切碎末。粳米用水淘洗干净。将粳米放入锅中，加水适量，置炉子上用武火烧沸，再改用文火慢慢熬煮。熬煮至粥稠时，加入苋菜末，煮沸片刻，调入味精、精盐、葱、蒜、姜末。食用时再加香油适量。

功效

清热利湿，凉血止痢。主治急慢性痢疾、肠炎腹泻、小便淋沥涩痛等症。

‖特色食谱‖

🏅香干苋菜 ······

原料：苋菜 500 克，香干 100 克，蒜末、精盐、白糖、香油、味精各适量。

做法：将苋菜择洗干净，投入沸水锅内烫一下，捞出切成段，放入盘中，撒入精盐、白糖和味精拌匀；香干切成丝。锅置火上，放入香油烧热，将蒜末炒出香味，倒入香干丝稍炒片刻，加入苋菜炒匀装盘即成。

功效

本菜味道鲜美，色泽素雅，可减肥排毒，促进机体造血。

芹菜 清热利水，健脾和胃

伞形科草本植物旱芹的茎叶，又称蒲芹、香芹、兰鸭儿芹。我国华东、中南、四川、台湾等地均有栽培。9～10月采收，除去根和泥沙，洗净鲜用。芹菜有三大类，分别是旱芹、水芹和洋芹。不仅外形有很大区别，内质也不同。芹菜是常用蔬菜之一，既可热炒，又能凉拌，深受人们喜爱。芹菜是具有很好药用价值的植物。

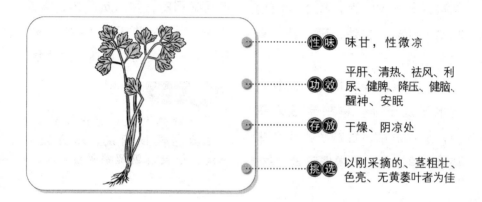

性味 味甘，性微凉

功效 平肝、清热、祛风、利尿、健脾、降压、健脑、醒神、安眠

存放 干燥、阴凉处

挑选 以刚采摘的、茎粗壮、色亮、无黄萎叶者为佳

食物功效：芹菜既是佳蔬又是良药，有平肝、清热、祛风、利尿、健脾、降压、健脑、醒神、安眠和促进性功能的作用。

芹菜最适宜于预防高血压、动脉硬化和降低胆固醇，有保护小血管的作用，芹菜还具有降压的作用。专家们还发现单用芹菜煎剂，可降低血液黏稠度和抗血栓形成，是辅助治疗高血压病及其并发症的首选之品。对于血管硬化、神经衰弱患者亦有辅助治疗作用。芹菜汁还有降血糖作用。经常吃些芹菜，可以中和尿酸及体内的酸性物质，对预防痛风有较好效果。

芹菜在西方被称为"夫妻菜"，古希腊僧侣禁食。研究发现，芹菜对男女性兴奋有十分明显的促进作用，因而被列为性功能食品。

芹菜具有特殊的芳香气味，能够增强人的食欲。

芹菜含铁量较高，是缺铁性贫血患者的佳蔬。

食用宜忌：适合所有人食用，但芹菜有杀精的作用，准备要宝宝的人应该适量少吃。另外芹菜有降血压作用，故血压偏低者慎用。

温馨提示：一般应该注意芹菜的鲜嫩度，以刚采摘的、茎粗壮、色亮、无黄萎叶者为优。

芹菜叶中所含的胡萝卜素和维生素 C 比茎多，因此吃时不要把能吃的嫩叶扔掉。

‖食疗偏方‖

芹菜红枣降压汤

原料：芹菜 300 克，红枣 120 克。

做法：加水适量煮汤，分次饮服。

功效

清热平肝，利尿除湿，养血安神。主治高血压、急性黄疸型肝炎、膀胱炎、冠心病、血清胆固醇过高等。

‖特色食谱‖

粉蒸芹菜

原料：芹菜500克，面粉1000克，大葱200克，大蒜3头，盐、味精、酱油、胡椒粉、姜、虾米各适量。

做法：将芹菜洗净切成小丁，大葱、大蒜切成碎末后与芹菜、盐、味精、酱油等调料品拌匀。然后将面粉加入拌成散团。上笼蒸30分钟即可。

功效

本品具有平肝降压、利尿消肿、养血安神之效。

菠菜 通肠胃热，稳定血糖

菠菜，又叫角菜、波斯菜、赤根菜、鹦鹉菜。因它的根是圆锥形，红色，似鹦鹉嘴，所以古人称之为鹦鹉菜。古代阿拉伯人也称它为"蔬菜之王"。其茎叶绿色，戟形或卵形，叶柄较长。菠菜属一年生或二年生草本，不仅含有大量的胡萝卜素和铁，也是维生素 B_6、叶酸、铁和钾的极佳来源。

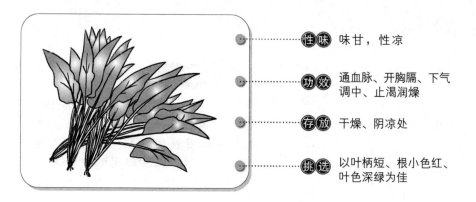

性味 味甘，性凉

功效 通血脉、开胸膈、下气调中、止渴润燥

存放 干燥、阴凉处

挑选 以叶柄短、根小色红、叶色深绿为佳

食物功效：菠菜具有通血脉、开胸膈、下气调中、止渴润燥的功能，对"虚不受补"尤宜。

菠菜叶中含有丰富的 B 族维生素，使其能够防止口角炎、夜盲症等。

菠菜具有抗衰老、促进细胞增殖的作用，又有延缓大脑老化、预防老年痴呆症的作用。

菠菜还有利于保护视力。

食用宜忌：菠菜适宜于高血压病、贫血病、糖尿病、痔疮、便血、习惯性便秘、坏血病、夜盲症及皮肤粗糙、过敏、松弛的患者食用。

肾功能虚弱及疑有泌尿系结石者应慎食菠菜。

温馨提示：以叶柄短、根小色红、叶色深绿为佳。

在食用菠菜之前，一定要用开水将洗好的菠菜烫一下，这样可将其中的草酸减少80％，然后再炒食、拌食或做汤。

‖食疗偏方‖

菠菜大枣粥

原料：菠菜250克，粳米100克，大枣 20 枚。

做法：将菠菜洗净，切细备用；将粳米、大枣淘洗后与菠菜一同放入锅内，倒入适量清水，置武火上煮，水沸后，改文火继续煮至米开花即成。空腹服用，可常服。

功效

消食导滞，止消渴。可作为糖尿病患者的养生食疗妙方。

‖特色食谱‖

菠菜豆腐汤

原料：菠菜、豆腐各200克，葱、姜各少许，鸡汤适量。

做法：菠菜洗净，豆腐切块，分别用开水烫 2～3 分钟，捞出沥水。将炒锅加热，倒素油少许，下入葱、姜丝炸香，将豆腐块入锅略炒一下，加骨头汤或鸡汤（清水也可）半碗，煮沸后加菠菜、少许作料即可。

功效

本菜清淡香醇，色泽鲜明，是大众非常喜欢的一款汤谱。同时，本汤对小儿贫血、大便秘结有独特的疗效。

油菜 散血消肿，降脂防癌

　　油菜，又名芸薹、胡菜、红油菜等。颜色深绿，帮如白菜，是十字花科蔬菜中的植物。它原产我国，南北广为栽培，四季均有出产。油菜的营养素含量及其食疗价值可称得上蔬菜中的佼佼者。据科学研究测定，油菜中含多种营养素，所含的维生素 C 比大白菜高 1 倍多。

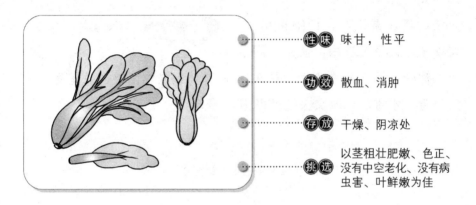

性味　味甘，性平

功效　散血、消肿

存放　干燥、阴凉处

挑选　以茎粗壮肥嫩、色正、没有中空老化、没有病虫害、叶鲜嫩为佳

　　食物功效：中医学认为，油菜有促进血液循环、散血消肿的作用。孕妇产妇瘀血腹痛、丹毒、肿痛脓疮者可通过食用油菜来辅助治疗。

　　油菜中含有丰富的钙、铁和维生素 C，胡萝卜素也很丰富，是人体黏膜及上皮组织维持生长的重要营养源，对于抵御皮肤过度角化大有裨益，是美容的佳品。

　　油菜还含有能促进眼睛视紫质合成的物质，起到明目的作用。

　　食用宜忌：一般人都适合食用，特别适宜于生长期的幼儿以及皮肤角化过度和视力欠佳的人。不过，孕早期的妇女以及患有小儿麻痹、疮疥、狐臭的人应该忌食。

　　温馨提示：以茎粗壮肥嫩、色正、没有中空老化、没有病虫害、叶鲜嫩、花半开者为佳。

油菜食用时要现做现切，用武火爆炒，这样可以保持蔬菜的鲜脆，营养成分也不至于流失。

另外，没有吃完的熟油菜过夜后就不能再吃了，否则可能会造成亚硝酸盐沉积，易引发癌变。

‖ 食疗偏方 ‖

香菇油菜粥

原料：油菜150克，香菇50克，粳米100克，油、盐各适量。

做法：将香菇用温水浸泡后切丁，油菜洗净切块，然后将二料下锅煸炒入味后盛起。将粳米洗净后放入沸水锅内煮沸，改用文火煮熟，入炒好的香菇、油菜继续煮熬，至粥熟后即可食用。

功效

活血消肿，补肝健胃。常食此粥可使眼睛明亮，抗衰老，并有减肥之功效。

‖ 特色食谱 ‖

海米拌油菜

原料：油菜300克，海米15克，香油、精盐、醋、葱花、姜末各少许。

做法：将油菜择洗干净，下入开水锅内烫熟，放入凉开水中投凉，沥干水分备用。将海米用开水泡开，切成小块，与油菜拌在一起，再加入精盐、醋、葱花、姜末拌匀，盛入盘内即成。

功效

本菜颜色碧绿，滋味鲜美，是一款人们喜爱的风味菜。具有促进血液循环、散血消肿、宽肠通便的功效。

 油菜不要烫得过烂，要保持翠绿的色泽。

菌 类

黑木耳 止血祛斑，健脾润肺

黑木耳，又称云耳、树耳、黑菜等，因形似人耳而得名。东北、湖北、浙江、云南都有分布，是中国木耳的生产区，生长于栎、杨、榕、槐等120多种阔叶树的腐木上，单生或群生。黑木耳营养丰富，能养血驻颜，祛病延年，被现代营养学家盛赞为"素中之荤"。

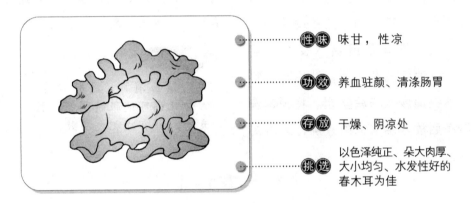

性味 味甘，性凉

功效 养血驻颜、清涤肠胃

存放 干燥、阴凉处

挑选 以色泽纯正、朵大肉厚、大小均匀、水发性好的春木耳为佳

食物功效：黑木耳具有养血润肺、清涤肠胃、健脾活血等功效。常吃黑木耳能治疗妇女产后虚弱、贫血以及跌打损伤等症。

黑木耳可以预防冠心病和心、脑血管等病。

黑木耳中含有抗肿瘤活性物质，能增强机体免疫力，经常食用可防癌抗癌。

食用宜忌：患缺铁性的疾病、肺结核咯血、易受环境污染以及泌尿结石的人宜多食用。孕妇和有出血性疾病的人不宜食用，因黑木耳有活血作用。不可食用鲜木耳，其中含有的毒素可使人中毒。

温馨提示：以色泽纯正、朵大肉厚、大小均匀、水发性好的春木耳为优。

木耳烹调前宜用温水泡发，泡发后仍然紧缩在一起的部分不宜食用。

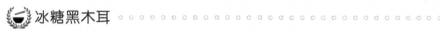
冰糖黑木耳

原料：黑木耳、冰糖各60克。
做法：先将黑木耳泡后洗净，再与冰糖同炖至烂。

功效

理血止痛。主治热郁而致经脉受阻所引起的头痛、牙痛或痔疮、血痢等症。

|| 特色食谱 ||

风通木耳肉

原料：青风藤50克，关木通30克，黑木耳100克，猪瘦肉250克，植物油60毫升，精盐、酱油、黄酒、大蒜瓣、味精、香油各适量。

做法：青风藤及关木通洗净，武火煮沸，取浓缩汁100毫升。黑木耳用清水浸发、洗净，撕成小片。精瘦肉切小片，抹上少许精盐、黄酒、酱油稍腌片刻。猪瘦肉用油炒几遍，即入黑木耳共炒，再将浓缩药汁、蒜瓣掺入，文火慢焖至香熟时，放入精盐、酱油、味精、香油调味即成。

功效

本菜补而不涩，通而不滑，适宜于高血压患者四肢麻木或中风后肢体不举者。

银耳 补肾强精，润肺生津

银耳，又叫白木耳、白耳子和雪耳，质量上乘者称作雪耳，因它形似人耳并呈银色而得名。它既是名贵的营养滋补佳品，又是扶正强壮之补药，其药用的价值历来与人参、鹿茸齐名，被人们誉为"菌中之冠""山珍"，历代皇家贵族将银耳看做是嫩肤美容、"延年益寿"之上品。

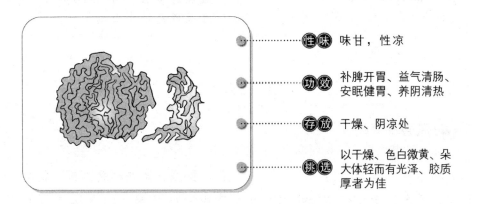

性味 味甘，性凉

功效 补脾开胃、益气清肠、安眠健胃、养阴清热

存放 干燥、阴凉处

挑选 以干燥、色白微黄、朵大体轻而有光泽、胶质厚者为佳

食物功效：银耳具有补脾开胃、益气清肠、安眠健胃、补脑、养阴清热、润燥之功。

银耳富含维生素D，能够补充人体钙质，促进生长发育。

银耳因富含硒等微量元素，可以增强机体抗肿瘤的能力，对肿瘤具有抑制的作用，还能增强肿瘤患者对放疗、化疗的耐受力。

食用宜忌：对久病不愈、体虚以及阴虚内热者更加适宜。

冰糖银耳对神经衰弱、体质亏损有帮助。但是含糖量高，睡前不宜食用，以免血黏度增高。

银耳能清肺热，故外感风寒者忌用。

温馨提示：以干燥、色白微黄、朵大体轻而有光泽、胶质厚、耳根已去除无杂质的为佳。变质发黄的银耳千万不能食用，以免中毒危及生命。

银耳宜用温水泡发，除去硬根杂质和灰尘。

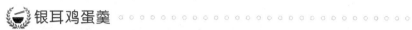

‖ 食疗偏方 ‖

🏆 银耳鸡蛋羹

原料：银耳 5 克，鸡蛋 1 个，冰糖 60 克，猪油适量。

做法：银耳放入盆内，加温水适量，浸泡约 30 分钟，发透后，择去蒂头，择净杂质，用手将银耳分成片状，然后倒入锅内，加水适量，置武火上烧沸后，移文火上继续煎熬 2～3 小时，待银耳熟烂为止。将冰糖放入另一锅中，加水适量，置文火上溶化成汁，用纱布过滤。将鸡蛋打破取蛋清，兑入清水少许，搅匀后，倒入锅中搅拌，待烧沸后，打去浮沫，将糖汁倒入银耳锅内，起锅时，加少许猪油即成。

🍇 功效

养阴润肺，益气生津，补脑强心，和血止血。主治肺阴虚咳嗽、虚劳，阴虚型高血压、血管硬化、失眠，以及妇女血崩、胃出血、痔疮出血等。

‖ 特色食谱 ‖

🏆 银耳炒肉丝

原料：银耳 9 克，瘦猪肉丝150克，酱油 10 毫升，水淀粉 5 克，油、盐、味精、姜粉、沸水各少许。

做法：先将银耳用温水泡发，去除黄蒂，杂质洗净，并撕为小片；肉丝放入水淀粉、酱油、姜粉拌和入味后，放入热油锅炒至八成熟时，加入银耳、沸水、盐及少许酱油，同时不断用旺火翻炒 5 分钟即可，起锅时加入味精调味即成。

🍇 功效

本菜味美咸香，入口软滑。滋补润肺，化痰止咳，尤适宜高血压、高脂血症、动脉硬化及肺燥咳嗽者食用。

香菇 益胃气，托痘疹

香菇又称香菌、冬菇。香菇的菌肉呈白色，肥厚，质滑嫩，有韧性，营养非常丰富，具有高蛋白、低脂肪、多糖、多种氨基酸和多种维生素的营养特点，而且香菇中含有一般食品中罕见的伞菌氨酸、口蘑酸等，故味道特别鲜美，被称为"干菜之王"。

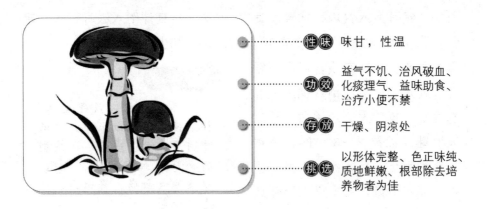

性味 味甘，性温

功效 益气不饥、治风破血、化痰理气、益味助食、治疗小便不禁

存放 干燥、阴凉处

挑选 以形体完整、色正味纯、质地鲜嫩、根部除去培养物者为佳

食物功效：香菇具有益气不饥、治风破血、化痰理气、益味助食、治疗小便不禁等功效。

香菇含有碳水化合物、维生素 B_1、维生素 B_2、维生素 C 及钙、磷、铁等微量元素，更为可贵的是，香菇中含有 30 多种酶和 18 种氨基酸。人体必需的 8 种氨基酸，香菇中就含有 7 种。

食用宜忌：香菇与油菜两者搭配食用，可以益智健脑、润肠通便、预防癌症；香菇与豆腐搭配，功效显著，是降血压、减肥的良方。

香菇不宜用冷水浸泡，因为香菇的鲜味是由于含有核糖酸的缘故。核糖酸只有在 60～80℃的热水中慢慢浸泡，才容易被水解成具有鲜味的乌甙酸，这样的香菇口感最好。把香菇泡在热水里，一定把有香菇蒂一面朝下浸泡，等香菇回软了，用手捏住香菇轻轻旋转搓洗，这样可以使香菇里的泥沙沉下去。在热水里加点白砂糖，这样可以加快水分渗透香菇的速度。

抽烟者或早上起床后口苦者，以及肝脏衰弱者，可以常喝香菇汤。正在服用洋地黄的患者，应该少食或不食香菇。

温馨提示：优质鲜香菇要菇形圆整，菌盖下卷，菌肉肥厚，菌褶白色整齐，干净干爽，菌盖以3～6厘米为好；菌柄短粗鲜嫩，大小均匀。

‖ 食疗偏方 ‖

🍲 香菇粥

原料：鲜香菇30克，大米100克，调味品适量。

做法：将鲜香菇择洗干净，撕碎备用。大米淘净，放入锅中，加清水适量煮粥，待熟时调入香菇、食盐等，煮至粥熟即成，每日1剂。

功效

健脾益气，脱痘抗癌，适用于脾胃虚弱、食欲减退、肢软乏力、小儿麻疹透发不畅及胃癌、子宫颈癌等症。

‖ 特色食谱 ‖

🍲 香菇鸡汤

原料：半只鸡（约500克），12～15朵香菇，大枣10枚，葱、姜、料酒、盐各适量。

做法：将鸡剁成块，汆烫去血水，捞起洗净备用；将香菇泡软、洗净，沥干、去蒂再对切；将洗好的鸡块放入炖锅内，加入适量水及葱、姜、料酒等调料，盖炖40分钟，40分钟后再放入香菇和适量食盐，继续炖20分钟后，调入味精，即可食用。反复感冒、出汗较多的气虚患者，还可加入10枚大枣一起炖汤食用。

功效

将香菇与鸡肉一起炖汤食用，能提高人体免疫力，防治流感。

草菇 补脾益气，护肝健胃

草菇亦称包脚菇、兰花菇，因常常生长在潮湿腐烂的稻草中而得名。草菇是一种重要的热带亚热带菇类，是世界上第三大栽培食用菌，我国草菇产量居世界之首，主要分布于华南地区。草菇具有肉质脆嫩、味道鲜美、香味浓郁等特点，素有"放一片，香一锅"之美誉，是人们食用最多的食用菌。

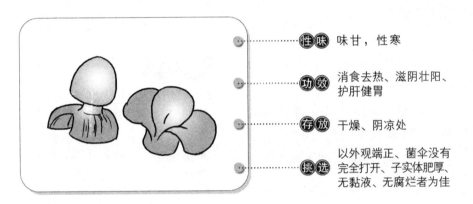

性味 味甘，性寒

功效 消食去热、滋阴壮阳、护肝健胃

存放 干燥、阴凉处

挑选 以外观端正、菌伞没有完全打开、子实体肥厚、无黏液、无腐烂者为佳

食物功效：中医学认为，草菇性寒味甘，能消食去热，滋阴壮阳。还可以增加乳汁，预防坏血病，促进创伤愈合，护肝健胃，增强人体免疫力，是很好的食药兼用型的保健食品。

草菇能够抑制癌细胞的生长，特别是对消化道肿瘤有辅助的治疗作用。还可以加强肝肾活力，降低血压和胆固醇。

草菇具有解毒作用，如铅、砷、苯进入人体时，可与其结合，形成抗坏血元，随小便排出。

它能够减慢人体对碳水化合物的吸收，是糖尿病患者的良好食品。

食用宜忌：草菇味道鲜美，人们都可以食用，没有特别的禁忌。

温馨提示：优质的草菇应该外观端正，菌伞没有完全打开，子实体肥厚，无黏液，无腐烂，无泥土，无草屑。

无论鲜品还是干品都不宜浸泡时间过长。但是，草菇在生长过程中，经常被农药喷洒，因此要注意清除农药残毒，或稍长时间浸泡，或者用食用碱水浸泡。

‖ 食疗偏方 ‖

草菇豆腐汤

原料：草菇50克，豆腐1块，豌豆2汤匙，汤、生粉各1汤匙，油3汤匙，盐、糖、生抽各少许。

做法：草菇泡软，豆腐切成1厘米厚、3厘米见方沥干水。下油1汤匙把豆腐煎至金黄色后盛起。下油2汤匙炒草菇，倒入汤煮一会儿，加豆腐及豌豆，用其他调味料调味、生粉勾芡即成。

功效

护肝健胃，降血压和胆固醇，尤适宜高血压、高血脂患者食用。

‖ 特色食谱 ‖

柿子草菇

原料：西红柿10个（约1000克），油菜叶10片，草菇450克。

做法：将油菜叶洗净焯水，捞出抹上香油，摆在盘中。西红柿去皮，切去根部，挖出内瓤，开口朝下，码在油菜叶上。草菇洗净下四成热的油中略炒，再加料酒、酱油、白糖、素鲜汤、味精煸炒，勾芡后装入西红柿内即可。

功效

此菜味道清爽，入口酥软。可护肝健胃、清食去热。

金针菇 补肝益脾，抗癌增力

金针菇又叫金菇、毛柄金钱菌。其菌盖小巧细腻，黄褐色或淡黄色，菌肉为白色，质地细软而嫩，润而光滑，干部形似金针，故名金针菇。金针菇不仅味道鲜美，而且营养丰富，有促进儿童智力发育和健脑的功效，被誉为"增智菇"和"益智菇"。

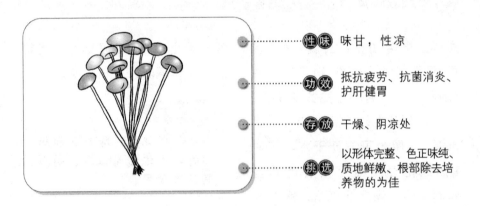

性味 味甘，性凉

功效 抵抗疲劳、抗菌消炎、护肝健胃

存放 干燥、阴凉处

挑选 以形体完整、色正味纯、质地鲜嫩、根部除去培养物的为佳

食物功效：金针菇性凉味甘，具有抵抗疲劳、抗菌消炎、清除重金属及盐类物质、抗肿瘤的作用。

金针菇能有效地增强机体的生物活性，促进人体新陈代谢和生长发育。

金针菇含有大量的中性植物纤维（NDF）和酸性纤维（ADF），可以降低胆固醇含量，可抑制血脂升高，防治心脑血管疾病。

金针菇是一种高钾低钠食品，可以预防和治疗肝脏病及胃、肠道溃疡。

食用宜忌：适宜于气血不足、体质虚弱以及营养不良的老人和儿童食用。

脾胃虚寒的人一次不要吃得太多。

温馨提示：以形体完整、色正味纯、质地鲜嫩、根部除去培养物的为优。

　　金针菇不宜生吃，宜在沸水中烫过烹调成各种熟食，则肉质细软而嫩，润而光滑。

○ ‖ **食疗偏方** ‖ ○

鲫鱼炖金针菇

原料：金针菇 100 克，鲫鱼一条，熟笋 50 克，料酒、精盐、醋、姜各适量。

做法：将金针菇去根，洗净，切成段。鲫鱼去鳞、内脏，洗净后放在盘中，用料酒、精盐、姜丝拌匀，腌渍片刻去姜。熟笋切成片，铺在鲫鱼身上，放上金针菇段、姜丝、醋，上笼蒸熟取出，淋上植物油即可。

功效

　　该菜味道鲜美，营养丰富，适宜便秘、肥胖和心脑血管疾病者多食。

○ ‖ **特色食谱** ‖ ○

金针菇炒肉丝

原料：猪里脊肉 200 克，金针菇 500 克，蛋清 1 个，花生油 750 毫升（约耗 40 毫升），白糖、盐、葱丝、姜丝、味精、料酒、湿淀粉、香油各适量。

做法：将里脊肉切成丝，放入碗内，加蛋清、精盐、料酒、湿淀粉拌匀。金针菇切去两头，取中间一节待用。炒勺内放花生油，烧至五成热，将肉丝下入划熟。勺内留油少许，放葱丝略炒出香味，放入调料及少许清汤调好味，倒入金针菇、肉丝拌匀，颠翻几下，淋上香油即可。

功效

　　本菜色泽鲜艳，口感润滑，香咸脆嫩。缓解疲劳，补充体力。

果部类——果养为助

常言道："遍尝百果能养生。"在古代，水果就因其独特的养生功效而被历代医家所推崇。现如今，果品类食物更是人们日常饮食中必不可少的一部分。水果可分为鲜果和干果两类。鲜果种类较多，例如苹果、葡萄、草莓、香蕉等，即我们平常所说的狭义上的水果。干果是由新鲜水果加工而成的果干，如柿饼、桂圆干、山楂干等。这两类水果在味道、功用上各有特色。

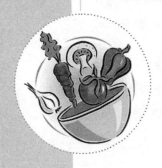

本章看点 ▼

● 鲜品类

苹果→梨子→香蕉→草莓→橙子→橘子→哈密瓜
→葡萄→柿子→桃→杏→樱桃→李子→大枣→
西瓜→山楂→猕猴桃→柚子→无花果→龙眼→
椰子→芒果→菠萝→榴莲→荔枝→桑葚→石榴

● 干品类

松子→杏仁→花生→莲子→核桃→葵花子→栗子
→白瓜子→西瓜子→枸杞

苹果 健脾益胃，养心益气

苹果，古称柰，酸甜可口，营养丰富，是世界上产量最多的水果，老幼皆宜。它的营养价值和医疗价值都很高，被越来越多的人称为"大夫第一药"，国外有句俗语叫"每天吃苹果，医生远离我"，中国人则常说"饭后吃苹果，老头赛小伙"。

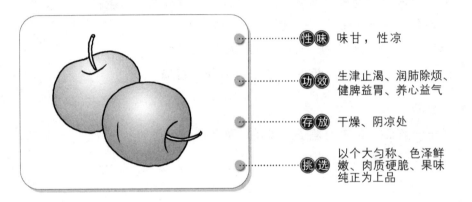

性味 味甘，性凉

功效 生津止渴、润肺除烦、健脾益胃、养心益气

存放 干燥、阴凉处

挑选 以个大匀称、色泽鲜嫩、肉质硬脆、果味纯正为上品

食物功效：中医学认为，苹果具有生津止渴、润肺除烦、健脾益胃、养心益气、润肠、止泻、解暑、醒酒等功效。

苹果中的维生素 C 是心血管的保护神、心脏病患者的健康元素。多吃苹果可改善呼吸系统和肺功能，保护肺部免受污染和烟尘的影响。苹果能保持血糖的稳定，还能防癌，预防铅中毒。

另外孕妇每天吃个苹果还可以减轻孕期反应。

食用宜忌：苹果营养丰富，非常适合婴幼儿、老人和病人食用。但由于苹果含有糖分较多，性凉，所以糖尿病患者以及心、肾功能较差以及腹痛腹泻的人应禁食。

男性吃苹果的数量可以多于女性，因为苹果有降胆固醇的作用。

温馨提示：以个大匀称、色泽鲜嫩、无病虫害、酸甜适度、肉质硬脆、果味纯正为上品。对于红苹果来说，着色越多，品质越高。

　　苹果中含有发酵糖类，是一种较强的腐蚀剂，容易引起龋齿，所以吃了苹果后一定要漱口。

‖ 食疗偏方 ‖

 苹果粥

原料：苹果干粉30克（或苹果膏2匙），粳米50克。

做法：把未熟透苹果切成四瓣晒干，碾成细粉，过筛即成苹果干粉。取10克，或以鲜苹果1000克，去皮心，切碎，加蜜糖500克，隔水炖烂即成苹果膏，取2匙。粳米50克，先加水如常法煮粥，将熟时和入苹果干粉或粥熟后调入苹果膏。

功效

　　生津止渴，通大便，解暑除烦，和脾止泻。主治水肿、孕妇妊娠反应、慢性腹泻、结肠炎及高血压。

‖ 特色食谱 ‖

拔丝苹果

原料：苹果500克，油1000毫升（实耗约60毫升），蛋清2个，水淀粉100克，面25克，白糖200克。

做法：苹果去皮、籽，切菱形块，沾匀面。用蛋清、淀粉、面调成糊。勺内加油，烧至五六成热，把苹果挂满糊下锅炸至外焦脆时倒出。原勺留点油，放糖炒化至黏稠时倒入苹果，颠匀，使糖全部挂在苹果上，倒在抹过油的盘里，带两碗凉开水，一起快速上桌即成。

功效

　　本菜色泽金黄，外焦里嫩，香甜不腻，口感极好。具有润肺除烦、养心益气的功效。

附注　抓匀糊，注意油温。勺要洗净，火不宜太旺。

梨子 生津润燥，清热化痰

梨子，又称快果、玉乳等。我国是梨属植物中心发源地之一，亚洲梨属的梨大都源于亚洲东部，日本和朝鲜也是亚洲梨的原始产地；国外栽培的白梨、砂梨、秋子梨都原产我国。古人称梨为"百果之宗"。梨一般外皮为青色或花色、白色等，肉质白色。因其鲜嫩多汁，酸甜适口，所以又有"天然矿泉水"之称。

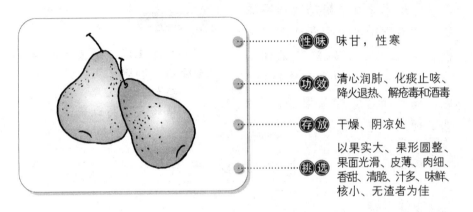

性味 味甘，性寒

功效 清心润肺、化痰止咳、降火退热、解疮毒和酒毒

存放 干燥、阴凉处

挑选 以果实大、果形圆整、果面光滑、皮薄、肉细、香甜、清脆、汁多、味鲜、核小、无渣者为佳

食物功效：梨味甘性寒，具有清心润肺、化痰止咳、降火退热、解疮毒和酒毒的作用。中医学认为，生梨能清六腑之热，熟梨能滋五脏之阴，对肺结核、气管炎和上呼吸道感染患者所出现的咽干、痒痛、暗哑、痰稠等症皆有效。

梨具有降低血压、清热镇静的功效。患高血压、动脉硬化、肝炎、肝硬化的病人，经常吃些梨很有益处。

梨中含有的果糖和葡萄糖等，具有保肝、助消化、促进食欲的作用，肝炎、肝硬化的患者可将梨作为辅助治疗食品。

煮熟的梨有助于肾脏排泄尿酸和预防痛风、风湿病和关节炎。

食用宜忌：梨一般人都可食用，肝炎、肝硬化患者、肺结核、心脏病及呼吸道感染、肾功能不佳者尤其适合。梨性寒，所以一次不要吃得过多，以免伤脾。脾胃虚寒者、发热的人不要吃生梨，可以把梨切块煮水食用。

由于梨性凉，患有脾胃虚寒、腹泻、慢性肠炎、寒痰咳嗽、糖尿病、消化不良以及产后妇女不宜食用。

温馨提示：梨以果实大、果形圆整、果面光滑、皮薄、肉细、香甜、清脆、汁多、味鲜、核小、无渣者为佳。

‖食疗偏方‖

冰糖梨水

原料：梨2个，冰糖200克。
做法：将梨洗净切成小块，加适量冰糖和水用文火煮熟即可。

 功效

清心润肺，化痰止咳、清喉降火，尤适宜秋冬季节多食。

‖特色食谱‖

白果牛奶菊梨汤

原料：白果 50 克，白菊花 25 克，雪梨 50 克，牛奶 50 毫升。
做法：白果去壳，去衣；白菊花洗净，取花瓣；雪梨洗净，取肉切粒。将白果、菊花、雪梨放入清水煲，煲至白果软熟，加入牛奶煮滚即可。放凉后，加蜜糖调味食用。

功效

本汤有润容、洁面、除斑的功效，可用于阴亏津枯造成的肌肤干燥、面色无华。

香蕉 利尿通便，凉血安胎

香蕉是人们喜爱的水果之一，因为生长时一叶舒展，一叶枯焦，所以又叫焦果，原产地印度和马来西亚，随后被传到了世界各地。因为它能排忧解烦，欧洲人称它为"快乐水果"，香蕉因为具有减肥的作用而受到女孩子的喜爱。据说佛祖释迦牟尼是吃了香蕉而获得智慧的，所以香蕉又被称为"智慧之果"。香蕉的香味清幽，肉质软糯，甜蜜可口，是许多人喜爱的水果，而且香蕉营养丰富，对高血压患者十分有益。香蕉上市时间长，便于运输，因此与苹果、梨以及柑橘一起并称世界"四大水果"。

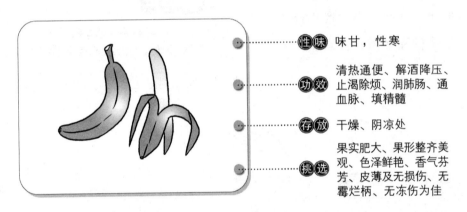

性味 味甘，性寒

功效 清热通便、解酒降压、止渴除烦、润肺肠、通血脉、填精髓

存放 干燥、阴凉处

挑选 果实肥大、果形整齐美观、色泽鲜艳、香气芬芳、皮薄及无损伤、无霉烂柄、无冻伤为佳

食物功效：中医学认为，香蕉性寒味甘，有清热通便、解酒降压、止渴除烦、润肺肠、通血脉、填精髓等作用，特别能润肺滑肠。

香蕉中含有的泛酸等成分，能减轻精神紧张，缓解心理压力。睡前吃一些香蕉，可起到镇静催眠的作用。

常吃香蕉可以预防中风和高血压，起到降血压、保护血管的作用。美国科学家研究证实：连续一周每天吃两根香蕉，可使血压降低10%。如果每天吃5根香蕉，其降压效果相当于降压药日服用量产生效果的50%。

香蕉富含维生素A，能有效维护皮肤毛发的健康，对手足皮肤皲裂十分有效，而且还能令皮肤光润细滑。

香蕉食物纤维含量丰富，热量很低。因此，香蕉是女士们最爱的减肥水果。

食用宜忌：香蕉特别适宜大便干结、痔疮、肛裂以及高血压、胃溃疡、肺结核以及癌症患者食用。但香蕉性寒，凡有慢性肠炎、虚寒腹泻者应忌食或少食。另外糖尿病患者也应忌食或少食。

温馨提示：选购香蕉时，要求果实肥大、果形整齐美观、色泽鲜艳、香气芬芳、皮薄、无损伤、无霉烂柄、无冻伤等。

香蕉不宜放在冰箱内存放，在 12～13℃ 即能保鲜，温度太低，反而会使它"感冒"。

有的香蕉外表颜色不均匀，绿的绿，黄的黄，这有可能是涂用催熟剂过多导致的，尽量不要吃。

‖ 食疗偏方 ‖

🏅 香蕉粥

原料：粳米200克，香蕉150克，蜂蜜适量。

做法：将粳米淘洗干净，放入锅中，倒入适量清水，置火上煮至米开花成粥，然后将剥去皮切成小段的香蕉放入煮沸，调入适量蜂蜜稍煮即可。

功效

润肺滑肠，通便，尤适宜于便秘患者。

‖ 特色食谱 ‖

🏅 香蕉瓜皮玉米须汤

原料：香蕉3个，玉米须、西瓜皮（鲜品用200克）各60克，冰糖适量。

做法：香蕉去皮切块，加水四碗入锅，玉米须、西瓜皮均放锅内。煎至一碗半，加冰糖调味食用。

功效

本汤有平肝、泄热、利尿、润肠之功效，适用于肝阳上亢高血压、胃热烦渴等症。

草莓 清暑解热，利咽止咳

草莓又名红莓、凤梨草莓等，士多啤梨则是台湾等地区对它的称法，在我国的古代则称之为草果。中国目前草莓生产面积居世界第一位。草莓果呈圆形或心脏形，果皮为深红色，肉质纯白多汁，味甘甜鲜美，香味浓郁，或带有特殊的麝香味，是水果中难得的色、香、味俱佳者，有"果中皇后"的美称。

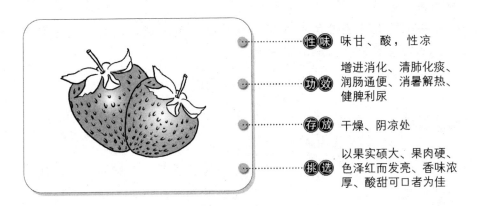

性味 味甘、酸，性凉

功效 增进消化、清肺化痰、润肠通便、消暑解热、健脾利尿

存放 干燥、阴凉处

挑选 以果实硕大、果肉硬、色泽红而发亮、香味浓厚、酸甜可口者为佳

食物功效：草莓性凉味酸，多吃有增进消化、清肺化痰、润肠通便、消暑解热、健脾利尿的功用。

草莓的最大优点是能有效地预防感冒，防治皮肤黑色素的沉着、痣及雀斑。女性常吃草莓，具有保养头发、美化肌肤的功效。还可以有效地预防和治疗牙龈出血和牙周脓肿。

草莓对胃肠病、贫血、大便干结具有一定的滋补调理作用。可以预防心血管疾病和癌症。

食用宜忌：草莓一般人都可以食用，但草莓性凉，脾胃虚弱、肺寒腹泻者宜忌食。另外草莓中含有较多的草酸钙，尿路结石患者不宜多吃。

温馨提示：以果实硕大、果肉硬、果形完整、色泽红而发亮、香味浓厚、酸甜可口者为好。

　　草莓表面粗糙，不易洗净。用淡盐水浸泡 10 分钟既能杀菌又较易清洗。

　　不要购买那些色泽不均或红黄不均、口感无味的草莓，以提防催熟的产品。

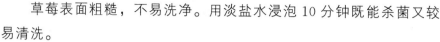
‖食疗偏方‖

草莓茶

原料：新鲜草莓50克，蜂蜜30克。

做法：将新鲜草莓除去柄托，放入冷开水中浸泡片刻，洗净，用果汁机绞成糊状，盛入碗中，调入蜂蜜，拌匀，加冷开水冲泡至 500 毫升，放入冰箱即成。

每日 2 次，每次 250 毫升，当茶饮服。

功效

　　补虚养血，润肺利肠，解毒抗癌。

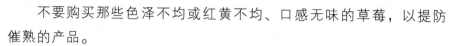
‖特色食谱‖

草莓酒

原料：新鲜草莓 500 克，纯鲜米酒 400 毫升。

做法：将草莓洗净并捣烂，以纱布滤取果汁，取一瓦罐，将果汁、米酒盛入罐中，密封 1 天后饮用，每日 3 次，每次 20 毫升为宜。

功效

　　本品具有补气养血的功效，可治疗久病体虚、营养不良、消瘦贫血等病症。

橙子 行气化痰，健脾温胃

橙子外观整齐漂亮，颜色金黄艳丽，酸甜可口，是颇受人们青睐的水果，也是走亲访友、探望病人的礼品水果之一。它种类繁多，比较有名的品种有：新会橙、柳橙、锦橙、冰糖橙。橙子是有名的"疗疾佳果"，它含有丰富的维生素 B_1、维生素 B_2、维生素 C、胡萝卜素，并有大量的钙、磷、铁、钾等矿物质元素，还有果胶、柠檬酸、橙皮式以及醛、醇、烯类等物质。

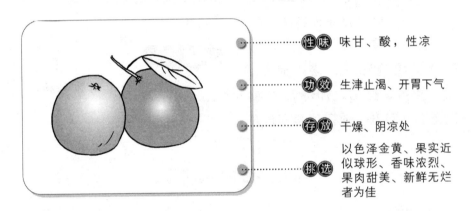

性味　味甘、酸，性凉

功效　生津止渴、开胃下气

存放　干燥、阴凉处

挑选　以色泽金黄、果实近似球形、香味浓烈、果肉甜美、新鲜无烂者为佳

食物功效：中医学认为，橙子性凉，具有生津止渴、开胃下气的功效。食用橙子有解油腻、消食、止渴、醒酒的作用。服药期间吃一些橙子或饮橙汁，能增加机体对药物的吸收，增强药效。

橙子可以增加体内高密度脂蛋白（HDL）的含量，并运送有不良作用的低密度脂蛋白（LDL）到体外，从而降低患心脏病的几率。女性摄取维生素 C 不足可能容易患胆囊疾病，而橙子中所含的大量的维生素 C 对预防胆囊疾病确实有效。所含的维生素 C 和维生素 P，能增强机体的抵抗力，增加毛细血管的弹性，降低血液中胆固醇的含量。

橙子所含的维生素和胶质，可促进肠胃蠕动，有利于清肠通便，排除体内的有害物质。橙子发出的特殊气味有利于缓解人们的精神紧张和心理压力，这对女性克服紧张情绪作用较为明显，但对于男性来讲它起的作用并不大。

食用宜忌：橙子一般人均可食用，消化不良者尤其宜食。糖尿病患者应该忌食。

温馨提示：橙子以色泽金黄、果实近似球形、香味浓烈、果肉甜美、新鲜无烂者为佳。

吃完橙子后要注意及时刷牙漱口，以免果酸对牙齿造成伤害。

不要用橙皮泡水饮用，因为橙皮上一般都会有保鲜剂，很难用水洗净。

吃橙子前后1小时内不要喝牛奶，因为牛奶中的蛋白质遇到果酸会凝固，影响消化吸收。

橙子不能一次吃得太多，否则会出现中毒的症状：皮肤发黄，严重时出现恶心、呕吐、急躁等症状，即老百姓常说的"橘子病"，医学上称为"胡萝卜素血症"。一般不需治疗，只要停食即可好转。

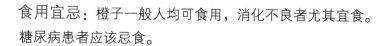

‖ 食疗偏方 ‖

🏅 橙酒

原料：甜橙1个，黄酒10毫升。
做法：将甜橙去皮、核，以纱布绞取其汁液，放入杯中，加入黄酒，拌匀即成。

功效
消肿止痛。主治乳腺炎、红肿硬结、疼痛等症。

‖ 特色食谱 ‖

🏅 橙汁

原料：橙子1个，蜂蜜50克。
做法：先将橙子用水浸泡去酸味，然后带皮切开与蜂蜜加水同煮成汁。

功效
化痰除湿。主治湿郁生痰、痰热生成的中风等。

橘子 理气和中，化痰止咳

橘子又名橘，常与柑子一起被统称为柑橘，颜色呈红色或黄色，皮薄光亮，果肉有七瓣，酸甜可口，是日常生活中最常见的水果之一。橘子原产地中国，主要产自长江中下游和长江以南地区。它含有丰富的糖类、苹果酸、柠檬酸、琥珀酸，并富含维生素 B_1、维生素 B_2 和维生素 C、胡萝卜素及钙、磷、铁等矿物质。它所含的蛋白质、钙、铁、磷、维生素 B_1、维生素 B_2 和维生素 C 是梨的数倍，可谓营养丰富。

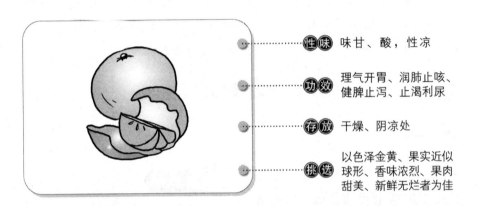

性味 味甘、酸，性凉

功效 理气开胃、润肺止咳、健脾止泻、止渴利尿

存放 干燥、阴凉处

挑选 以色泽金黄、果实近似球形、香味浓烈、果肉甜美、新鲜无烂者为佳

食物功效：中医学认为橘子性凉味甘，具有理气开胃、润肺止咳、健脾止泻、止渴利尿的功效。常吃橘子的人患冠心病、高血压、糖尿病、痛风的几率比较低。

橘子所含丰富的维生素和矿物质元素，有消除疲劳、预防感冒、强化毛细血管的功能，是预防冠心病和动脉硬化的食品。

食用宜忌：橘子不宜食用过多。多食则湿热内生，特别是儿童更容易"上火"，使抵抗力下降，容易引发口腔炎、牙周炎、咽炎。

饭前或空腹时，不要吃橘子以防有机酸刺激胃黏膜。

患有风寒咳嗽、多痰以及患糖尿病的人忌食。

肠胃功能欠佳者不宜多吃。

橘子不可与螃蟹或槟榔同食。

温馨提示：以果实大小均匀、浓橙黄色，皮质新鲜有光泽、易剥离，果肉柔软而多汁者则品质极上。

过多食用柑橘会使维生素 A 在体内来不及转化而潜伏在皮肤中，引起"橘子病"，出现皮肤变黄等症状。

橘子吃完应及时刷牙漱口，以免对牙齿有害。

‖食疗偏方‖

🥣 橘皮姜片汤

原料：鲜橘皮30克（干品15克），姜片3片，白糖适量。

做法：将橘皮、姜片洗净，然后放入锅内，加适量水煎后，加白糖调匀，即成。

功效

润肺止咳，尤适宜感冒患者服食。

‖特色食谱‖

🥣 橘饼银耳羹

原料：橘子 2 个，银耳 10～15克，冰糖少许。

做法：先将鲜橘用白糖渍制后，压成饼状，烘干备用。取银耳用水发开，洗净。将橘饼、银耳放置锅内，加入清水，先用武火烧开后，改用文火炖煮3～5小时后，银耳烂酥汁稠，加白糖即可。

功效

此羹具有润肺止咳、补虚化痰之作用，适宜于肺燥干咳、虚劳咳嗽患者经常食用。

哈密瓜 滋阴补肝，益胃通便

哈密瓜，古称甜瓜、甘瓜，主要产于新疆、甘肃等地，维吾尔语称"库洪"，意思即"甜瓜"。哈密瓜是驰名中外的珍果，含糖量很高，形态各异，风味独特，不同的品种有不同的口味，有奶油味、柠檬味等，但都味甘如蜜，香气浓郁，瓤肉有青色和橙黄色，甜润多汁，入口如蜜，饮誉国内外。在诸多哈密瓜品种中，以"红心脆""黄金龙"品质最佳。哈密瓜不但好吃，而且营养丰富，药用价值高。

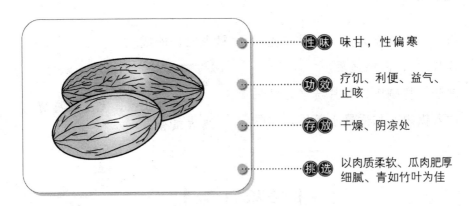

性味 味甘，性偏寒

功效 疗饥、利便、益气、止咳

存放 干燥、阴凉处

挑选 以肉质柔软、瓜肉肥厚细腻、青如竹叶为佳

食物功效：中医学认为，哈密瓜性偏寒，具有疗饥、利便、益气、清肺热、止咳的功效。

哈密瓜可以清凉消暑、除烦热，能生津止渴，是夏季解暑的佳品。

哈密瓜营养价值极高，对人体造血机能有显著的促进作用，可以作为治疗贫血的食品。

食用宜忌：一般人均可食用。但由于哈密瓜含糖较多，糖尿病患者应慎食。适宜于眩晕、贫血、心悸失眠、胃病、肾炎、咳嗽痰喘和便秘等患者。

温馨提示：地道的哈密瓜应该肉质柔软，瓜肉肥厚细腻，青如竹叶，间有微黄，香气浓郁，入口如蜜。

哈密瓜性凉，所以不宜吃得过多，以免引起腹泻。

‖ 食疗偏方 ‖

水煎哈密瓜籽方

原料：哈密瓜籽180克，当归(炒)50克，蛇蜕一条。

做法：以上每服20克，水一盏半，煎成一盏，饭前服，便下恶物即愈。

功效

化瘀散结，生津润燥。主治肠痈疮、腹痛便淋、便秘下脓。

‖ 特色食谱 ‖

哈密笋叶汁

原料：哈密瓜120克，莴笋叶80克，芹菜、圆白菜各50克，柠檬汁25毫升。

做法：哈密瓜去皮、籽，莴笋叶、芹菜、圆白菜洗净，用榨汁机打成汁与柠檬汁混合。

功效

本品富含多种益于心血管疾病患者的营养物质，对防止血压升高有明显疗效。坚持饮用这一饮品还有明目、洁齿、通乳汁、利小便等功效。

葡萄 补气益血，滋阴生津

葡萄，又名草龙珠、山葫芦等，葡萄果实为圆形或椭圆形，成熟后为紫色或黄绿色，味酸甜，多汁。葡萄的含糖量达 $8\%\sim10\%$。此外它还含有多种无机盐、维生素以及多种具有生理功能的物质。葡萄含钾量也相当丰富。

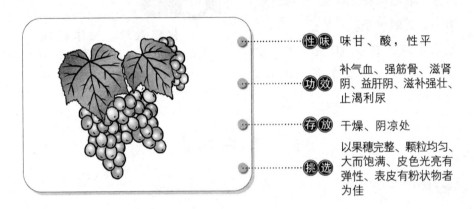

性味 味甘、酸，性平

功效 补气血、强筋骨、滋肾阴、益肝阴、滋补强壮、止渴利尿

存放 干燥、阴凉处

挑选 以果穗完整、颗粒均匀、大而饱满、皮色光亮有弹性、表皮有粉状物者为佳

食物功效：中医学认为，葡萄性平味甘酸，具有补气血、强筋骨、滋肾阴、益肝阴、滋补强壮和止渴利尿的功效。葡萄中的糖主要是葡萄糖，能有效缓解低血糖。

现代医学研究发现，葡萄汁能降低人体血清胆固醇水平，降低血小板的凝聚力，对预防心脑血管病有一定作用，还可用于脾虚气弱、气短乏力、水肿、小便不利等病症的辅助治疗。

在葡萄中含有白藜芦醇物质，有很强的防癌作用。葡萄还可以帮助移植手术患者早日康复。

食用宜忌：贫血、高血压、水肿、神经衰弱、疲劳的人应适当多吃。

糖尿病患者及便秘者不宜多吃。另外阴虚内热、津液亏欠者忌食。

温馨提示：优质葡萄以果穗完整、颗粒均匀、大而饱满、皮色光亮有弹性、表皮有粉状物、果柄清鲜而且拿起来抖一抖葡萄粒不会掉下来的为上品。挑选时可以摘取靠近果柄部位的果粒，如果是甜的，则整串葡萄都是甜的。

葡萄表皮上如果有白色或浅蓝色的斑，这是残留的农药，食用前一定要彻底洗净，或用开水稍烫后再食用。

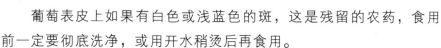

‖ 食疗偏方 ‖

蜂蜜葡萄水

原料：鲜葡萄200克，蜂蜜少许。
做法：将葡萄捣烂，过滤取汁，以瓦罐熬稠，加入蜂蜜调匀。

功效

止渴利尿，健胃消食。适宜于感冒患者。

‖ 特色食谱 ‖

自制葡萄酒

原料：成熟的紫葡萄5斤，白糖1斤，精盐少量。
做法：用剪子将葡萄小心地一粒一粒齐根剪下，用淡盐水浸泡葡萄以去农药，然后再用清水反复冲洗干净，捞出来晾干水分。把葡萄和白糖放入盆中，用洗净的手抓揉，将葡萄和白糖充分混合。注意在制作过程中不能沾任何的金属器械。将葡萄和白糖的混合溶液装进干净并晾干水分的容器（瓷的或者玻璃的）里，将容器口封严。注意不要装满，留有1/3的空间，以免发酵产气后爆开。将容器放于避光处存放，夏季20～30天，冬季40天左右启封，捞出浮在上面的葡萄皮，即可享受自制的佳酿了。

功效

酿好的葡萄酒呈琥珀色，味甘醇厚，没有任何添加剂。美容助眠，促进血液循环。

柿子 浸润心肺，去痰开胃

柿子又名米果、猴枣等，是人们比较喜欢食用的果品，果实呈圆形或方型，色皮为红或黄色。柿子甜腻可口，营养丰富，冬季的冻柿子，更是别有味道。柿子的品种有1000多个，主要分为甜柿和涩柿子两类，前者主要是来自日本品种。成熟时已经脱涩，后者需要人工脱涩。柿子营养价值很高，所含维生素和糖分比一般水果高，吃些柿子对人体健康是很有益的。柿子与粮食混合，作成炒面，营养价值很高，口味很美，自古就有"铁杆庄稼"的美誉。

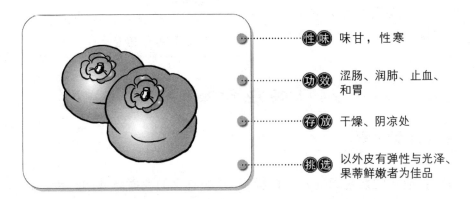

性味 味甘，性寒

功效 涩肠、润肺、止血、和胃

存放 干燥、阴凉处

挑选 以外皮有弹性与光泽、果蒂鲜嫩者为佳品

食物功效：中医学认为，柿子有养肺胃之阴、涩肠、润肺、止血、和胃等功效。

柿子的招牌营养素十分丰富，可以预防心血管硬化，堪称有益心脏健康的水果王。

柿子含碘量高。因缺碘引起的地方性甲状腺肿大患者，食用柿子很有益处。

柿子中含有丰富的类胡萝卜素，对夜盲症、干眼病、感冒有预防效果。此外，柿子还有解酒之功。

食用宜忌：柿子性寒，凡外感风寒、咳嗽、体弱多病的人以及产后妇女均应忌食柿子。不要空腹吃柿子，柿子宜在饭后吃。

温馨提示：熟柿子以色泽鲜亮、无涩味、果面致密光滑、完整、不萎缩、纤维少、无核、味浓甜者为优。

食柿子应尽量少食柿皮，不过柿饼表面的柿霜是柿子的精华，不要丢弃。

‖ 食疗偏方 ‖

🍵 柿饼罗汉果汤

原料：罗汉果、柿饼各 1 个。

做法：将罗汉果、柿饼洗净同入锅，加水 2 小碗，武火烧沸后改文火煎煮，至汤剩 1 碗时即可。可加少量食糖或冰糖调味。趁热吃果、饼，喝汤，每日 1 剂，一次或分次服完，婴幼儿喝汤即可。

功效

清热生津，止咳化痰。主治小儿百日咳伴口干渴、痰多不易咳出、小便黄。

‖ 特色食谱 ‖

🍵 柿干桂圆蜜饯

原料：柿饼500克（每个切4瓣），桂圆20枚（剥去皮核），党参、生黄芪（捣碎）各 15 克，山药（去皮、切块或片）、莲子（剥去皮心）各 20 克。

做法：将上述原料全部装入瓷罐中，加入适量蜂蜜、红糖、水和香精，上锅用文火蒸 2～3 小时，若有汤汁则以文火煎熬，浓缩至蜜饯状，凉后即可食用。每日 2～3 次，每次 1～2 匙。

功效

补益心脾，温中止泻。主治心脾两虚型慢性结肠炎。

桃 生津润肠，活血消积

桃子，又叫蜜桃、雪桃、寿桃、仙桃。在果品资源中，桃以其果形美观、肉质甜美被称为"天下第一果"。在传统的文化中，桃是福寿祥瑞的象征，在民间素有"寿桃"和"仙桃"的美称。人们常说鲜桃养人，主要是因为桃子性味平和，营养价值高。桃子除了含有多种维生素、果酸以及钙、磷等无机盐外，它的含铁量为苹果和梨的4～6倍。

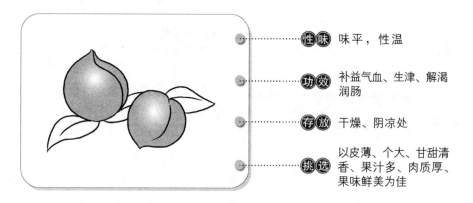

性味 味平，性温

功效 补益气血、生津、解渴润肠

存放 干燥、阴凉处

挑选 以皮薄、个大、甘甜清香、果汁多、肉质厚、果味鲜美为佳

食物功效：桃有补益气血、生津、解渴润肠的功效，对大病之后、气血亏虚、低血糖、心悸气短有辅助治疗的功效。

桃中含有丰富的铁元素，是缺铁性贫血病人极佳的辅助食物。

桃中钠的含量比较低，而钾的含量则较高，非常适合水肿病患者食用。

桃仁有祛瘀血、润燥滑肠、镇咳之功效。可用于妇女闭经腹痛、便秘、跌打损伤等的辅助治疗。桃仁提取物有抗凝血作用，并能抑制咳嗽中枢而止咳。同时能使血压下降，可用于高血压患者的辅助治疗。

食用宜忌：胃肠功能不良者及老人、小孩儿不宜多吃。

糖尿病患者、血糖过高的人不宜食用。

温馨提示：以皮薄、个大、甘甜清香、果汁多、肉质厚、果味鲜美为佳。

没有成熟的桃子不能吃，否则会肚胀。即使成熟的桃子一次也不要吃多，以免上火。

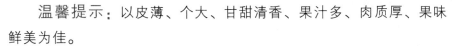

|| 食疗偏方 ||

🏅 桃仁粥

原料：桃仁 30 克（汤浸去皮尖、双仁），粳米 60 克。

做法：以水 2 大盏烂研桃仁后绞取汁，入米煮粥。

> **功效**
>
> 祛瘀活血，润肠通便。主治产后疼痛不多食、冷气、心腹痛、痛经、闭经、胸胁刺痛、血燥便秘等。临床用于高血压、冠心病等。

|| 特色食谱 ||

🏅 蜜汁鲜桃

原料：鲜桃 500 克，白糖 80 克，蜂蜜 40 克。

做法：鲜桃的毛刷掉洗净，一剖两瓣，取出核，放入碗内，上锅蒸熟，剥去外皮，每瓣再切两半，装盘晾凉待用。炒锅放到大火上，放入白糖、蜂蜜和 60 毫升水化成浓汁，起锅稍晾，浇在桃块上即可。

> **功效**
>
> 桃肉鲜嫩，入口香甜。

杏 润肺定喘，生津止渴

杏，又叫甜梅、叭达杏，是入夏上市的第一种水果。果皮为金黄色，向阳部有红色或斑点，圆形或扁圆形，大小似眼睛，果肉暗黄色，香气扑鼻，酸甜多汁。杏果和杏仁都含有丰富的营养物质。杏果可以生食，也可以用未熟果实加工成杏脯、杏干等。杏仁有苦甜之分，甜杏仁可以作为休闲小吃，也可做成风味小菜；苦杏仁一般作为药品来用，并有小毒，不能多吃。

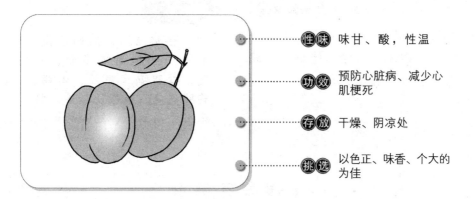

性味 味甘、酸，性温

功效 预防心脏病、减少心肌梗死

存放 干燥、阴凉处

挑选 以色正、味香、个大的为佳

食物功效：未熟的杏具有预防心脏病和减少心肌梗死的作用。

杏仁能够降低人体内胆固醇，能显著降低心脏病和很多慢性病的发病几率。

苦杏仁可治疗肺病、咳嗽等疾病，还有美容功效。

食用宜忌：杏及杏干适用于有呼吸系统疾病的人，以及癌症患者在放疗、化疗后食用。产妇、幼儿特别是糖尿病患者不宜食用杏及其制品。

温馨提示：杏的品种繁多，一般以色正、味香、个大的为佳。

杏不可多吃，因为杏的代谢产物可以导致人体中毒，严重的导致呼吸困难，甚至死亡。

‖食疗偏方‖

⊜ 杏仁豆腐

原料：苦杏仁 150 克，西洋菜 9 克，白糖、奶油各 60 克，冷甜汤、糖桂花、菠萝蜜、橘子各适量。

做法：苦杏仁带水磨成浆备用。西洋菜加水烧溶，加入白糖、奶油、杏仁浆，拌匀，烧至微沸，倒入盆中，冷冻成块，划成小块，撒上糖桂花、菠萝蜜、橘子，浇上冷甜汤即可。

功效

利肺祛痰，止咳平喘。主治各种咳嗽、气喘。

‖特色食谱‖

⊜ 杏汁冬蓉露

原料：冬瓜 50 克，杏仁 100 克，马蹄粉 25 克，冰糖 50 克，淡奶（也可用奶粉和水按比例混合代替）25 毫升。

做法：冬瓜切成丝，冬瓜丝用姜汁拌匀，置平底碟隔水蒸约 9 分钟。将一半分量的杏仁放入搅拌机中，加清水一杯，磨成杏仁露，马蹄粉用冷开水 2 汤匙调匀成糊状。清水 6 杯烧煮，放入原粒杏仁煲 10 分钟，然后下冬瓜丝、杏仁露和冰糖同煮。待冰糖溶后，慢慢拌入马蹄糊，搅匀后熄火，待凉后，加淡奶拌食。

功效

本膳香甜可口，营养丰富。尤适合有呼吸系统疾病的人食用。

樱桃 健脾和胃，祛除风湿

樱桃，又名含桃、荆桃等，是上市最早的一种乔木果实，号称"百果第一枝"。据说黄莺特别喜好啄食这种果子，因而又名"莺桃"。每年春末夏初，当其他果树还在开花时，樱桃就已经先百果而熟，光彩夺目。樱桃的果实虽小似珍珠，但色泽红艳光洁，个个犹如体态玲珑的玛瑙宝石一样，十分惹人喜爱。樱桃的味道甘甜而微酸，备受人们的青睐。除了可以鲜食外，又可腌制或作为其他菜肴食品的点缀，很受欢迎。

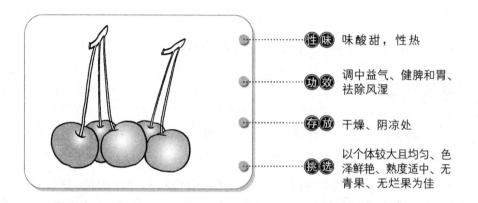

性味 味酸甜，性热

功效 调中益气、健脾和胃、祛除风湿

存放 干燥、阴凉处

挑选 以个体较大且均匀、色泽鲜艳、熟度适中、无青果、无烂果为佳

食物功效：中医学认为，樱桃有调中益气、健脾和胃、祛除风湿的功效。樱桃的含铁量特别高，位于各种水果之首。常食樱桃可补充体内的铁元素，促进血红蛋白再生，可防治缺铁性贫血，增强体质，健脑益智，对孕妇、乳母以及青春期的儿童很有益处。

樱桃营养丰富，有益人体健康，有"令人好颜色，美志性"的美容功效，经常食用樱桃能养颜驻容，使皮肤红润嫩白，去皱消斑。

食用宜忌：一般人均可食用。樱桃虽好吃，但性热而发湿，热性病及虚热咳嗽的人要禁食。否则会积内热，引发咳嗽多痰、肺痿等病。

温馨提示：以个体较大且均匀、色泽鲜艳、熟度适中、无青果、无烂果的为好。

　　樱桃因含铁多，再加上含有一定量的氰甙，若食用过多会引起铁中毒或氢氧化物中毒。轻度不适可用甘蔗汁来清热解毒。

‖食疗偏方‖

 樱桃酒

原料：鲜樱桃 200 克，白酒 500 毫升。

做法：将樱桃去杂质，洗净，置坛中，以酒浸泡，密封，每 2～3 日搅拌一次，泡 15～20 天即成。每日服 2 次，每次 15～30 毫升。

功效

　　益气，祛风湿。主治四肢不仁、瘫痪、风湿腰腿疼痛、冻疮等症。

‖特色食谱‖

 樱桃美容散

原料：蜂蜜 400 克，蜜樱桃 300 克，胡桃肉、山药粉各 500 克。

做法：将胡桃肉炒香捣碎，生山药洗净蒸熟去皮，烘干研成粉末。樱桃切成碎块，蜂蜜加适量开水，文火溶化后加山药粉、胡桃肉炒出香味，加樱桃炒匀，入缸密封即成。早晨空腹服 50 克，用沸水冲饮。冲入少许黄酒、果酒或果汁效果更好。

功效

　　健脾益气，润肤驻颜，延年益寿。常食可美容养颜，也可用于治疗气血亏虚，脾胃虚弱，食少或病后虚羸，虚病，久泻以及毛发、皮肤不荣等病症。对于常见的皮肤粗糙、久病体虚、胃肠功能减退、脱发等病，也有辅助治疗效果。

李子 调中益气，不宜多食

李子，又名李实、嘉庆子，是蔷薇科植物李的果实。我国大部分地区均产。7～8月间采收成熟果实，洗净，去核鲜用，或晒干用。它既可鲜食，又可以制成罐头、果脯，是夏季的主要水果之一。李子一般夏季采收上市，果实呈圆形，果皮呈紫色红、青绿或者黄绿色，果肉为绿色或暗黄色，近核部为紫红色，玲珑剔透，形态美艳，口味鲜甜，是一种深受人们喜爱的传统果品。

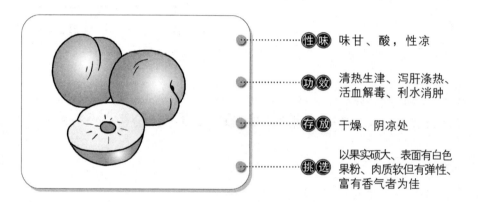

性味 味甘、酸，性凉

功效 清热生津、泻肝涤热、活血解毒、利水消肿

存放 干燥、阴凉处

挑选 以果实硕大、表面有白色果粉、肉质软但有弹性、富有香气者为佳

食物功效：中医学认为，李子味甘、酸，性凉，具有清热生津、泻肝涤热、活血解毒、利水消肿之功效。并有解酒毒、清醒的作用，适宜于治疗胃阴不足、口渴咽干、大腹水肿、小便不利等症状。

李子对肝病有较好的保养作用，每天食用3个李子，对慢性肝炎有很好的疗效，唐代名医孙思邈评价李子时曾说："肝病宜食之。"

李子中的维生素 B_{12} 有促进血红蛋白再生的作用，适度食用对于贫血者大有益处。

李子的悦面养容之功十分奇特，经常食用鲜李子，能使颜面光洁如玉，用李花擦面，可以祛除面部的粉刺，李子酒就有"驻色酒"之称，实为现代美容养颜不可多得的天然精华。

食用宜忌：李子一般人都能食用，尤其适宜肝病患者、发热病人以及教师、演员声音嘶哑或失音时食用。但俗话说："桃养人，杏伤人，李子树下抬死人。"多食李子会生痰、助湿，故脾胃虚弱者宜少吃，胃酸过多的胃溃疡病人、体虚气弱者不宜多食。

温馨提示：以果实硕大、表面有白色果粉、肉质软但有弹性、富有香气者为佳。

李子性寒，未熟透的李子不要吃。即使熟透的李子也不能多食，因为李子含高量的果酸，过量食用易引起胃痛，容易诱发虚热和痢疾，甚至引起脑涨。

‖食疗偏方‖

🏆李子树根水 ·····················

原料：李子树根10克。

做法：李子树根洗净，加清水适量，先武火再文火煎服。

功效

活血解毒，利水消肿。主治妇女赤白带下。含漱，治牙痛。

‖特色食谱‖

🏆鲜李子汁 ·····················

原料：鲜李子3个。

做法：鲜李子去核，捣碎绞汁。

功效

本果汁清凉可口，清热生津，适宜于骨蒸劳热、消渴咽干等症。

大枣 一日吃三枣，一辈子不显老

大枣，又名红枣。自古以来就被列为"五果"（桃、李、梅、杏、枣）之一，约有2500年的历史。大枣一般农历七月中旬上市，首先是清脆或红嫩的鲜枣上市，尔后是红干枣上市。大枣最突出的特点是维生素含量高，有"天然维生素丸"的美誉。现代医学临床研究证明，经常吃大枣的病人，健康恢复比单纯吃维生素药剂的人快3倍以上。

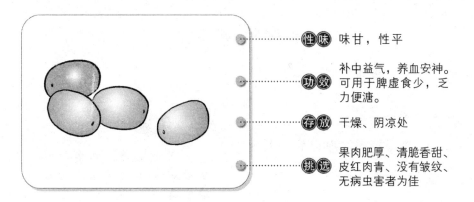

性味 味甘，性平

功效 补中益气，养血安神。可用于脾虚食少，乏力便溏。

存放 干燥、阴凉处

挑选 果肉肥厚、清脆香甜、皮红肉青、没有皱纹、无病虫害者为佳

食物功效：中医学认为，枣子有益气补血、健脾胃、润心肺、缓阴血、生精液、悦颜色、通九窍、助十二经及和百药的功效。

大枣中的维生素C能提高人体免疫力，对防癌抗癌有很重要的作用。

药理研究发现，红枣能降低血清胆固醇，保护肝脏。经常食用鲜枣的人可以预防胆结石。鲜枣中丰富的维生素C，能使体内多余的胆固醇转变为胆汁酸。胆固醇少了，结石形成的概率也就随之减少。

大枣对防治骨质疏松和贫血有重要作用，对病后体虚的人也有良好的滋补作用。

另外还具有很好的美容保健作用。

食用宜忌：大枣老少皆宜，尤其是中老年人、青少年、女性的理想天然保健食品，也是病后调养的佳品。

但小儿及形体消瘦者不宜进食。

大枣不能与葱和鱼同食，否则或令人五脏不和，或令人腰腹疼痛。

温馨提示：上等的鲜枣应该果肉肥厚，清脆香甜，皮红肉青，没有皱纹，没有虫害；上等的干枣应该周身老红，个大匀称，肉多核小，味道甘甜，没有任何病虫害，没有霉斑，没有伤痕。

鲜枣不宜多食，否则易生痰，助热，损齿。

干枣要用开水煮沸消毒才可食用。

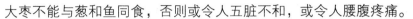

‖食疗偏方‖

🍵 大枣糯米粥

原料：大枣 15 个，糯米 60 克。

做法：将大枣在清水中浸泡 1 小时，与糯米同煮为粥。早晚食之。

功效

安中养脾，补胃益气。主治脾胃虚弱型慢性胃肠炎，症见大便稀溏、食少神疲、腹胀不舒、面足肿、舌淡、脉濡。

‖特色食谱‖

🍵 大枣黑木耳汤

原料：黑木耳 20 克，红枣 10 个，猪里脊肉 15 克，葱、姜、花椒、盐、鸡精各适量，香油少量。

做法：将黑木耳、红枣洗净，猪里脊肉洗净切成小块，一起放入压力锅内，加入葱、姜、花椒、盐、鸡精和香油，盖上锅盖，把压力调到肉类档，保压定时 12 分钟，即可食用。

功效

滋阴养血，定心安神。尤适宜贫血、高血压、心脑血管疾病患者食用。

西瓜 消解暑热，治疗喉痹

西瓜，又叫夏瓜、寒瓜，原产非洲，有"瓜中之王"之称，因是在汉代从西域引入，故称"西瓜"。西瓜的个体较大，皮和瓤有各种不同的颜色，甘甜多汁，清爽解渴，是盛夏绝好的水果。西瓜含有人体所需的各种营养元素（除了脂肪和胆固醇），是一种最富有营养、最纯净、最安全的果品。

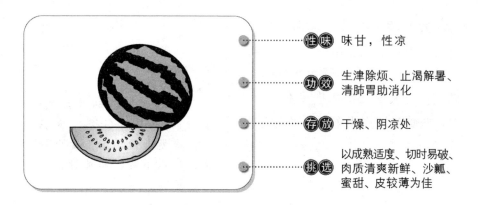

性味 味甘，性凉

功效 生津除烦、止渴解暑、清肺胃助消化

存放 干燥、阴凉处

挑选 以成熟适度、切时易破、肉质清爽新鲜、沙瓤、蜜甜、皮较薄为佳

食物功效：中医学认为，西瓜有生津除烦、止渴解暑、清肺胃助消化的功能。

西瓜在治疗肾炎和降低血压方面，有着良好的效果。在急性热病发烧、口渴汗多、烦躁时，吃上一块甜而多汁的西瓜，症状会马上改善。

西瓜对治疗黄疸有一定作用。西瓜水分丰富，人吃后尿量会明显增加，这不仅会减少胆色素的含量，而且还可以润肠通便。

西瓜还具有美容的作用。新鲜的西瓜汁和鲜嫩的瓜皮可增加皮肤弹性，减少皱纹，增添光泽。

食用宜忌：老少皆宜。对于发热的人和爱美的女士更适用。

积寒、多尿者和糖尿病患者要慎食，因为西瓜的含糖量高对恢复健康不利。

心衰或肾炎患者不宜多吃西瓜，以免加重心脏和肾脏的负担，使病情加重。

温馨提示：品质以瓜形饱满匀称，脐部和瓜蒂内陷而四周饱满光滑，成熟适度、切时易破、肉质清爽新鲜，沙瓤，蜜甜，皮较薄的为优，而且杂交的品种优于传统的品种。

西瓜性凉，不要吃刚从冰箱里拿出来的西瓜。

‖食疗偏方‖

🏅西瓜皮排骨汤

原料：西瓜皮(白色部分)1/8个，排骨4两，盐适量。

做法：西瓜皮切块成丁；排骨洗净，加入水八杯，用武火煮沸后，加入西瓜皮丁，再用文火煮10分钟后，加少许盐调味，即可。

功效

消暑热，止渴，降血糖，利尿，解酒毒，退肝火以及消口舌唇内溃疡。

‖特色食谱‖

🏅香脆西瓜皮

原料：西瓜皮100克，食盐、辣椒油（五香粉）、味精、白糖各少量。

做法：用小刀将西瓜皮里削至无红瓤为止，外表皮如果脆嫩可以不去掉，如果表皮硬则要削去，然后洗净并将其切成宽4毫米、长20毫米左右的条，用少量食盐腌4～8小时左右即可晾晒。晴天晒一天即可，保留25％左右的水分为宜，不要晒得太干，收集后拌入味精、白糖、辣椒油（五香粉）即可装盘上桌。

功效

本菜味道香、辣、脆、甜，口感极佳。清肺利咽，生津止渴。

山楂 健脾消食，去除积滞

山楂，又名山里红、红果、胭脂果，果实较小，类球形，有的压成饼状。表面棕色至棕红色，并有细密皱纹，顶端凹陷，有花萼残迹，基部有果梗或已脱落。质硬，果肉薄，味微酸涩。山楂有很高的营养和医疗价值，味道甘酸，能够开胃，使人延年益寿，故山楂被人们视为"长寿食品"，一般用于制药或制成糖葫芦、山楂饼、山楂片、山楂糕、山楂丸等制品。

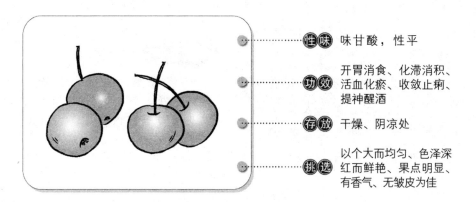

性味　味甘酸，性平

功效　开胃消食、化滞消积、活血化瘀、收敛止痢、提神醒酒

存放　干燥、阴凉处

挑选　以个大而均匀、色泽深红而鲜艳、果点明显、有香气、无皱皮为佳

食物功效：中医学认为，山楂能够开胃消食，化滞消积，活血化瘀，收敛止痢，提神醒酒，驱虫。

山楂对降低血清胆固醇和血压等均有良好的作用，能防治心血管疾病。还有强心作用，对老年性心脏病也有益处。

山楂能截断并减少自由基的生成，增强机体的免疫力，预防衰老。

食用宜忌：患有龋齿的人，特别是儿童不宜吃山楂，容易损坏牙齿。

孕妇与服用人参等补药的人不宜食用山楂。此外，山楂禁止和四环素、土霉素同用，不宜与海鲜鱼类同食。

温馨提示：山楂以个大而均匀、色泽深红而鲜艳、果点明显、有香气、无蛀虫、无损伤、无皱皮为最佳。

‖ 食疗偏方 ‖
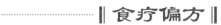

🏆 山楂雪梨羹

原料：生山楂 500 克，白糖 150 克，雪梨片、藕片各适量。

做法：山楂洗净，用小刀挖去蒂及籽，加水煮 15 分钟，用勺将山楂碾压成糊浆，放入白糖，溶化后倒入盛器，再将雪梨、藕切薄片放入即成。随意食之。

功效

清热平肝，消食和胃。主治肝阳上亢之眩晕。

‖ 特色食谱 ‖

🏆 山楂肉干

原料：猪瘦肉 100 克，山楂 50 克，姜、葱、料酒各适量，酱油、花椒各少许。

做法：将猪瘦肉去筋，洗净；山楂去杂质洗净，拍破；姜、葱洗净，切成姜片、葱节。用山楂加水适量，在火上烧沸后，下猪瘦肉共煮至六成熟，捞出肉晾凉后切成 5 厘米长的粗条。用酱油、姜、葱、料酒、花椒将肉条拌匀，腌 1 小时，沥去水分，炒锅置火上，将油烧热，投入肉条炸熟，呈黄色捞起，沥去油。将山楂略炸后，再将肉干倒入锅内，反复翻炒，微火焙干，放入香油、味精、白糖和匀起锅装盘即成。

功效

该肉色泽黄亮，甘香酥脆，略带酸味。尤适宜于脾虚食滞，患高血压、高脂血症的中老年人食用。

猕猴桃 除斑排毒，"美容圣果"

猕猴桃又名毛桃、藤梨、猴子梨。因猕猴桃是猕猴喜爱的一种野生水果，故名猕猴桃。它是我国的一种特产，因此又称中华猕猴桃。其形体大小如鸡蛋，外皮绒毛丛生，果肉青绿似翡翠，清香多汁，酸甜可口，被誉为"维C之王"，猕猴桃是维生素缺乏者的首选水果。猕猴桃营养均衡全面，还含有良好的可溶性膳食纤维，被誉为"水果金矿"。

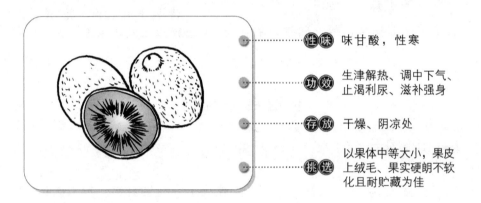

性味 味甘酸，性寒

功效 生津解热、调中下气、止渴利尿、滋补强身

存放 干燥、阴凉处

挑选 以果体中等大小，果皮上绒毛、果实硬朗不软化且耐贮藏为佳

食物功效：中医学认为，猕猴桃味甘酸性寒，有生津解热、调中下气、止渴利尿、滋补强身之功效。

猕猴桃中含有的血清促进素具有稳定情绪、镇静心情的作用，能帮助忧郁之人走出情绪低谷。

猕猴桃中有良好的膳食纤维，能降低胆固醇，促进心脏健康。还具有开胃健脾、防止便秘的功能。此外，猕猴桃还有乌发美容、娇嫩皮肤的作用，日本人称其为"美容果"。

食用宜忌：一般人都可吃。情绪不振、常吃烧烤类食物的人应食用猕猴桃。

经常便秘者适合吃猕猴桃。

脾胃虚寒、尿频、月经过多者应忌食。

猕猴桃性寒凉，不能多食，以免损伤人体的元气。

食用猕猴桃前后，不要马上喝牛奶或吃其他乳制品。否则会使人出现腹胀、腹痛、腹泻等症状。

温馨提示：以果体中等大小，果皮上绒毛、果实硬朗不软化且耐贮藏的为好。

‖食疗偏方‖

🏅 猕猴桃羹

原料：猕猴桃、苹果各适量。

做法：将猕猴桃果实洗净，包入纱布内挤汁，然后加入糖和水，同入锅内烧开，可视个人口味放入一定量的去皮苹果、香蕉和菠萝丁，倒入锅中汁内，待再烧开时，用水淀粉勾芡，出锅装盘，再加入已蒸熟的银耳少许，其汤、色、香、味及营养俱佳。每日早晚服食。

功效

补充维生素 C，抗癌。主治癌症且伴有低烧的患者。对减轻放疗化疗的不良反应也有一定效果。

‖特色食谱‖

🏅 猕猴桃肉丝

原料：猕猴桃2个，猪瘦肉50克，鸡蛋1个，料酒、淀粉各适量，白糖、盐、胡椒粉各少许。

做法：将猪瘦肉洗净切丝，用盐、料酒、蛋清、淀粉上浆待用。选较硬的猕猴桃洗净去皮，切丝待用。用碗将盐、料酒、白糖、胡椒粉、高汤、水淀粉勾成芡汁待用。坐锅点火入油烧至五成热时，下浆好的猪肉丝炒散，下猕猴桃丝略炒匀，烹入芡汁，收汁起锅入盘即可。

功效

本菜酸甜适口，营养丰富。有生津止渴、滋补强身之功效。

柚子 下气消痰，轻身悦色

　　柚子，又叫文旦、雪柚、香抛，产于我国福建、江西、广东等南方地区。柚子与柑、橘、橙相比，个头特别大，呈扁圆形或梨形，熟后果皮较厚呈黄色或橙色，果肉多为白色，种子多而粒大，它味道酸甜，略带苦味，含有丰富的维生素C以及其他多种营养素，营养比较全面，是医学界公认的最具食疗作用的水果。

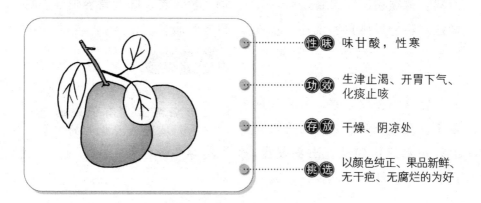

性味 味甘酸，性寒

功效 生津止渴、开胃下气、化痰止咳

存放 干燥、阴凉处

挑选 以颜色纯正、果品新鲜、无干疤、无腐烂的为好

　　食物功效：中医学认为，柚子性寒味甘酸，具有生津止渴、开胃下气、化痰止咳、解酒毒的作用。

　　柚中含有天然的矿物质钾，可以排除体内多余的钠，因此是患有心脑血管病及肾脏病患者最佳的食疗水果。柚子中含有大量的维生素C，能降低血液中的胆固醇和血糖，是糖尿病患者的首选。

　　柚子具有消除疲劳的功效。

　　柚子所含的天然维生素P具有加强皮肤毛细血管的功能、加速受伤的皮肤组织复原的作用。将柚子切片贴于面部，有去皱美肤养颜的功效。对女性来说，常吃柚子还能减肥，这最能符合"自然美"的原则。

　　柚子有助于机体加强对钙和铁的吸收；同时，所含的天然叶酸，有预防贫血症状发生和促进胎儿发育的功效。

食用宜忌：柚子适合一般的人食用，对于心、脑、肾病患者和呼吸系统不佳者尤为适合。

柚子性寒，脾胃虚寒、大便溏泄的人不宜食用。

服用药物的高血压患者不宜吃柚子，特别是葡萄柚。

温馨提示：以颜色纯正、果品新鲜、无干疤、无腐烂的为好。柚子品种较多，同一品种以体大、果重的为好。白肉类的柚子要优于红肉类的柚子。广西的沙田柚和福建的文旦柚风味品质具佳，是柚子中的极品。

苦味太重的柚子不能吃。

一般人在服药期间切忌食柚子，它含有一种酶，可导致药物"过量"而出现药物中毒。

▍▍ 食疗偏方 ▍▍

🍵 柚皮炖橄榄

原料：柚皮15克，橄榄30克。
做法：柚皮煮熟去渣取汁，投入橄榄共置陶瓷盛器内，用旺火隔水煮至橄榄熟。

功效

疏肝理气，利胃止呕。主治妊娠呕吐属肝胃不和者。

▍▍ 特色食谱 ▍▍

🍵 柚子茶

原料：熟柚子1个，绿茶100克。
做法：将柚子顶部平切下一盖，取出果肉，装进绿茶，然后盖顶包扎，置阴凉处1年以上，可取茶叶开水冲服。

功效

本品有行气、消食、止痛之功效，能防治腹痛、腹泻及消化不良诸症。

无花果 开胃止泄，抗白血病

无花果，又名天生子、映日果、文仙果、蜜果、奶浆果等。由于无花果树叶浓绿厚大，所开的花却很小，被枝叶掩盖，不容易被发现；当果子长大时，花已经脱落了，所以人们认为它是"不花而实"，因此得名。无花果是夏季开花，秋季结果，果实呈扁圆形或卵形，成熟时顶端开裂，肉质软烂，味甘甜如香蕉，营养丰富而全面，被誉为"人类健康的守护神"。

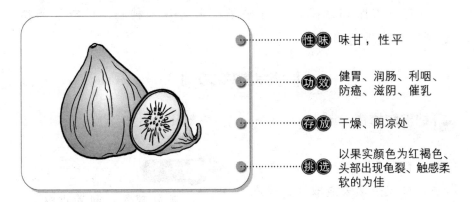

性味 味甘，性平

功效 健胃、润肠、利咽、防癌、滋阴、催乳

存放 干燥、阴凉处

挑选 以果实颜色为红褐色、头部出现龟裂、触感柔软的为佳

食物功效：中医学认为，无花果有健胃、润肠、利咽、防癌、滋阴、催乳的功效。

无花果中含有淀粉糖化酶、酯酶、脂肪酶、蛋白酶、苹果酸、柠檬酸等，能助消化，促进食欲，调节身体营养平衡，提高代谢功能，还可润泽肌肤。

无花果中所含的脂肪酶、水解酶等能够降低和分解血脂，预防冠心病。

无花果含有抑制肿瘤的成分，具有防癌抗癌、增强机体抗病能力的作用。

无花果有抗炎消肿之功，可利咽消肿。无花果亦有催乳之功，可用于妇女产后虚弱、乳汁不足。

食用宜忌：无花果含糖量高，糖尿病患者和忌食糖者应忌食用。

温馨提示：上等的无花果要求果皮不破不裂，色泽鲜艳，果皮上的网纹明显可见，肉质柔软不萎缩。黄种的无花果应为淡黄色，红种的为紫褐色。甜味不足、有浓烈的生腥味说明果实不成熟。

无花果皮薄肉软，极易损伤，应该轻拿轻放。

无花果不能堆放在一起，应在阴凉、干燥处摊开，一时吃不掉，也可存放几天。

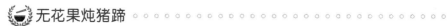

食疗偏方

🍵 无花果炖猪蹄

原料：无花果 200 克，金针菜 100 克，猪蹄 2 只。

做法：先将猪蹄切成小块，加生姜、胡椒、大蒜和适量清水与无花果一同煮炖至烂熟时，再放金针菜煮 30 分钟，入食盐、味精、葱花调味食用。

功效

有清热解毒、通经下乳的功效。适用于肝郁气滞、虚火上窜之乳汁不下、食欲不佳、气血虚亏、神经衰弱所致诸症。

特色食谱

🍵 无花果蘑菇汤

原料：无花果 150 克，蘑菇 100 克。

做法：先将无花果切碎、蘑菇切条，一同放入锅中，加花椒、生姜、大蒜和清水炖煮至烂熟，调味后即可食用。

功效

有防治癌症的功效。适用于肺癌、胃癌、肠癌以及白血病的辅助治疗。

龙眼 益气血，养肌肉

龙眼有桂圆、益智、骊珠等别称，因其种子圆黑光泽，种脐突起呈白色，看似传说中"龙"的眼睛，所以得名。龙眼对生产环境比较挑剔，世界上能种植龙眼的地方有限，一般在亚热带、偏温和气候无严重霜冻地区为合适。龙眼树春季开花，终年长绿，秋季结果，桂月（农历八月）成熟，故又称桂圆。龙眼大小似荔枝，剥去外壳后即可见到乳白色的果肉，透明，多汁，味甜。新鲜的龙眼肉质极嫩，汁多甜蜜，美味可口，实为其他果品所不及。

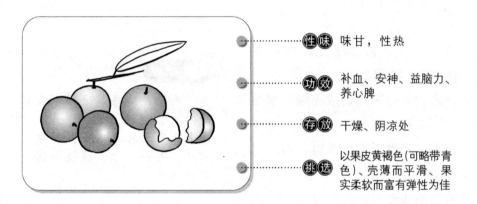

性味 味甘，性热

功效 补血、安神、益脑力、养心脾

存放 干燥、阴凉处

挑选 以果皮黄褐色(可略带青色)、壳薄而平滑、果实柔软而富有弹性为佳

食物功效：中医学认为，龙眼有补血、安神、益脑力、养心脾之功效，古人有"食品以荔枝为贵，智益以龙眼为良"的说法，为补血益心之佳果，益脾长智之要药，对因思虑过度引起的失眠、惊悸有较好的疗效。

现代医学研究发现，龙眼对子宫癌细胞的抑制率超过90%，妇女更年期是妇科肿瘤高发的阶段，适当吃些龙眼有利健康。

龙眼肉的养血之力比大枣更强，对补养气血大有益处，特别是对病后需要调养及体质虚弱的人更有裨益。

食用宜忌：由于龙眼属性热之品，故虚火偏旺、脾胃虚寒、孕期妇女以及小儿不宜食用。体弱、妇女最适宜食用。

温馨提示：上等的龙眼要求果皮色泽黄褐色，可略带青色，壳薄而平滑，果实柔软而富有弹性，肉质莹白，呈半透明，味香甜，离核，核黑小，无破壳、软壳和流汁果。

龙眼作为水果宜鲜食，变味的果粒不要吃。

龙眼性热，含糖分极重，多食易生内热。

‖ 食疗偏方 ‖

桂圆松子仁汤

原料：桂圆肉 30 克，松子仁 15 枚，白糖适量。

做法：将桂圆肉、松子仁共入锅内，加水煮 30 分钟，调入白糖即成。

功效

补心脾，润五脏，安心神，滋阴息风，润肺。主治头晕目眩、心悸健忘、体倦神疲、多梦易醒、面色少华、饮食无味等心脾亏虚、神经衰弱患者。

附注 大便稀溏者不宜服食。

‖ 特色食谱 ‖

桂圆莲子粥

原料：桂圆肉、莲子各 15～30 克，红枣 5～10 枚，糯米 30～60 克，白糖适量。

做法：先将莲子去皮心，红枣去核，再与桂圆、糯米同煮做粥如常法。食时加糖。

功效

益心宁神，养心扶中。适宜于心阴血亏、脾气虚弱而引起的心悸、怔忡、健忘、少气、面黄肌瘦、大便溏软等，临床用于贫血、神经衰弱等。

椰子 补中益气，健脾养血

椰子是热带特产的水果之一，是热带的水果之宝。椰子果实越成熟，所含蛋白质和脂肪也越多，这是其他一般南方水果所不能比拟的。椰肉、椰汁中含有丰富的脂肪、糖类、蛋白质以及维生素和矿物质。从椰肉中榨取的椰油是一种保健价值极高的植物油，不饱和脂肪酸的含量高达90%。椰肉芳香滑脆，柔若奶油，可以直接食用，也可制作菜肴、蜜饯或做成椰丝、椰蓉食用；椰汁清凉甘甜如蜜，是人们非常喜爱的清纯饮料之一。

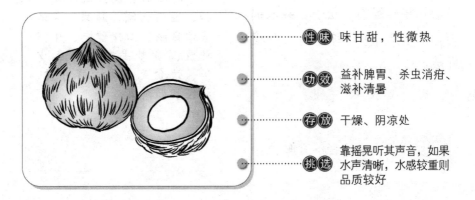

性味 味甘甜，性微热

功效 益补脾胃、杀虫消疳、滋补清暑

存放 干燥、阴凉处

挑选 靠摇晃听其声音，如果水声清晰，水感较重则品质较好

食物功效：中医学认为，椰子味甘甜，性微热。椰肉益补脾胃、杀虫消疳，使人面色润泽；椰汁有强心、利尿驱虫、滋补清暑、止泄等功能。

在炎热的夏季，椰汁有很好的清凉消暑、生津止渴的功效。对心衰水肿有疗效。用椰汁洗头，能使头发黑亮润泽。

椰肉的含油量约为35%，油中的主要成分为癸酸、棕榈酸、油酸、月桂酸、脂肪酸、游离脂肪酸及多种甾醇物质。这些物质具有补充机体营养、润泽肌肤、养颜、防治皮肤病的作用。

食用宜忌：椰子性热，体内热盛、长期睡眠不佳或爱吃煎炸食物的人，容易发脾气或口干舌燥的话，切记不要多吃椰子。

脾胃虚弱、腹痛腹泻者不宜食用。

食用椰子有学问：椰汁离开椰壳味道则变，上午倒出的椰汁较甜，下午较淡。

温馨提示：椰子用来喝汁就买较嫩，敲起来声音清脆，密度较低，颜色较浅的；要吃椰子肉或做菜，就要老椰子，敲起来声音沉闷，较沉的。椰子可以做成椰子酱和椰子酒，用来清暑解渴；椰肉炖汤补益功效更加显著。

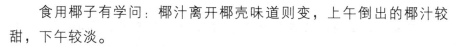

食疗偏方

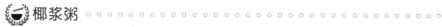

🍵 **椰浆粥**

原料：椰浆30毫升，大米30克。
做法：以大米加水如常法煮粥，将熟时加入椰浆。空腹食用。

功效

椰浆清暑解渴，强心利尿，驱虫，止吐泻。主治胃肠炎，充血性心力衰竭及水肿，还对姜片虫、绦虫等有驱虫作用。

特色食谱

🍵 **椰汁鸡**

原料：椰子1个，鸡1只（重约1500克），调料适量。
做法：取椰子汁，榨椰肉取汁去渣，将榨汁与原汁混合，同鸡一块放锅内隔水炖2.5小时左右，取出加调料即可。

功效

具有益气生津、补虚美容的功效。适用于面部皱纹、皮肤粗糙、面色萎黄、喑哑、头发枯焦等。可用于治疗常见的皮肤粗糙、头发发黄、缺乏光泽、年老皮肤缺乏弹性、贫血所致面色不佳等病

芒果 益胃止呕，解渴利尿

芒果原名蜜望，又名沙果梨、檬果等，因芒果树高数丈，花开极繁，蜜蜂望之而喜，故名蜜望。芒果果实呈肾脏形，主要品种有土芒果与外来的芒果。未成熟前土芒果的果皮呈绿色，外来种呈暗紫色；土芒果成熟时果皮颜色不变，外来种则变成橘黄色或红色。芒果果肉多汁，味道香甜，土芒果种子大、纤维多，外来种不带纤维；芒果集热带水果精华于一身，被誉为"热带果王"。

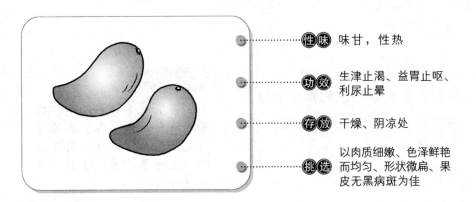

性味 味甘，性热

功效 生津止渴、益胃止呕、利尿止晕

存放 干燥、阴凉处

挑选 以肉质细嫩、色泽鲜艳而均匀、形状微扁、果皮无黑病斑为佳

食物功效：中医学认为，芒果有生津止渴、益胃止呕、利尿止晕的功效。芒果对于眩晕症、梅尼埃综合征、高血压晕眩、恶心呕吐等均有疗效。

食用宜忌：糖尿病、肠胃虚弱、消化不良、感冒以及有风湿症状的人不宜食用。

过敏体质要慎食芒果。

温馨提示：芒果以果实个大、肉质细嫩、色泽鲜艳而均匀、形状微扁、果皮无黑病斑、无压擦伤、核小、薄、纤维少或无者为佳。

剥皮后的芒果最好一次性吃完，因为芒果不耐存放，易走色走味。

一口气吃数个芒果会有失声之感，可马上用淡盐水漱口化解。

‖食疗偏方‖

芒果核煎方

原料：芒果核2～3枚。

做法：用芒果核煎水一大碗，代茶饮用。

功效

清热消暑，尤适宜于伤暑身热、恶热者饮用。

‖特色食谱‖

芒果茶饮

原料：鲜芒果2个。

做法：用芒果煎水，代茶饮用。

功效

可祛炎消哑，使嗓音甜润，尤适宜于慢性咽喉炎、喑哑患者。

芒果烧鸡

原料：青芒果250克，鸡肉500克，番茄、洋葱各1个，生粉、白兰地酒、胡椒粉、牛油、蚝油、白糖各少许。

做法：将芒果洗净，去皮切片；洋葱和番茄洗净，切成角块；鸡肉洗净，切成块放入碗内，加入生粉拌匀；将锅放火上，加入花生油烧热，投入洋葱，炒出香味时，放入鸡肉炒匀，加入白兰地酒、牛油、白糖、蚝油、胡椒粉、精盐，倒入芒果、番茄，注入适量清水，然后用勺轻轻搅几下，待熟后出锅，倒入碗内即成。

功效

此食品具有补脾胃、益气血、生津液的功效。

菠萝 健胃消食，补脾止泻

菠萝，又称凤梨或肚兜子，原产巴西，16 世纪传入我国。是热带和亚热带地区的著名水果之一，与香蕉、荔枝、柑橘同为我国华南的四大名果。菠萝果形美观，呈黄色或黄青色，外皮有许多类似鱼鳞的圆孔，孔中生有毛刺。果肉汁多味甜，有特殊香味，是深受人们喜爱的水果。如果在室内放上一个，能消除异味，使满屋清香。

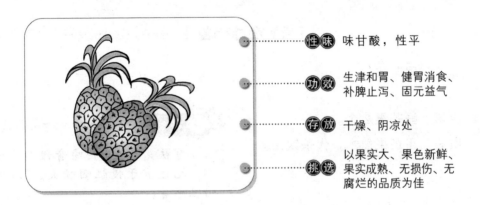

性味 味甘酸，性平

功效 生津和胃、健胃消食、补脾止泻、固元益气

存放 干燥、阴凉处

挑选 以果实大、果色新鲜、果实成熟、无损伤、无腐烂的品质为佳

食物功效： 中医学认为，菠萝性平味甘酸，具有生津和胃、健胃消食、补脾止泻、固元益气、清胃解渴等功效。

吃菠萝能改善局部的血液循环，消除炎症和水肿。

菠萝中所含糖、盐类和酶有利尿作用，适当食用对肾炎、高血压病患者有益。菠萝中含有丰富的柠檬酸和维生素 C 等，除了防日晒、抗雀斑，还有减肥的作用。

食用宜忌： 发烧病人及患有湿疹、疥疮的人不宜多吃。

患有溃疡病、肾脏病和血液凝结机能障碍者忌食。

温馨提示： 以果实大、有重量感、果色新鲜、果实成熟、无损伤、无腐烂的品质最好。

菠萝中的菠萝朊酶有时会引起过敏反应，使人出现头痛、腹泻、呕吐、皮肤发痒，严重的出现呼吸困难、休克等症状，这就是"菠萝病"。一旦出现以上症状应立即到医院治疗。

要避免出现过敏反应，要先把菠萝去皮切成条片，然后放在淡盐水里浸泡半小时，再用凉开水冲洗掉咸味后食用。

‖ 食疗偏方 ‖

菠萝蜜

原料：鲜菠萝3个，鲜蜂蜜1500克。

做法：将菠萝洗净并削去外皮，切成3厘米见方的果丁，榨取果汁备用；将果汁倒入沙锅，用文火煎，直至果汁变稠后，加入蜂蜜，拌匀成羹状即可。每日早晚各服100克。

功效

有健脾益肾的功效。适用于脾肾气虚、消渴、小便不利等。

‖ 特色食谱 ‖

菠萝咕老肉

原料：猪肉、菠萝各100克，青、红大椒各25克，淀粉、葱、姜、油、糖、醋各适量。

做法：猪肉洗净切成厚片加入调料拌好，菠萝去皮切成三角块，青、红大椒去蒂去籽切成三角形。将猪肉片均匀地沾上淀粉，然后在油锅中过一下捞出，锅底留少许油，放入葱、姜、糖、醋等调味品，再放入肉片和菠萝炒熟即可。

功效

本菜色泽美观，酸酸甜甜，香而不腻。具有生津止渴、利小便、帮助消化的功效。

榴莲 滋阴强壮，利胆退黄

　　榴莲又名韶子、麝香猫果，属木棉科热带落叶乔木，一般认为东印度和马来西亚是榴莲的原产地。榴莲叶片长圆，顶端较尖，聚伞花序，花色淡黄，果实足球大小，果皮坚实，密生三角形刺，果肉是由假种皮的肉包组成，肉色淡黄，黏性多汁，榴莲果肉含有多种维生素，营养丰富，香味独特，具有"热带果王"的美称。

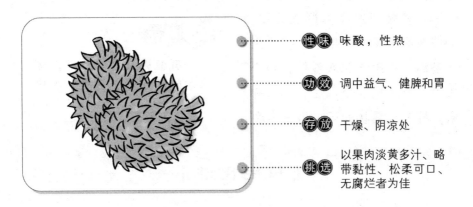

性味 味酸，性热

功效 调中益气、健脾和胃

存放 干燥、阴凉处

挑选 以果肉淡黄多汁、略带黏性、松柔可口、无腐烂者为佳

　　食物功效：榴莲具有健脾和胃、滋阴补气的功效。

　　榴莲含有丰富的蛋白质和脂类，对机体有很好的补养作用，是良好的果品类营养来源。

　　食用宜忌：正常人都可食用。病后新愈者和产妇，可以用它来滋补身体。

　　榴莲含热量及糖分较高，因此肥胖人士要少吃，糖尿病患者不宜进食。便秘患者不宜食用。

　　温馨提示：以果肉淡黄多汁、略带黏性、松柔可口、无腐烂者为佳。

　　成熟后自然裂口的榴莲存放时间不能太久；当嗅到一股酒精味时，一定是变质了，不可食用。

因榴莲口感较稠结，易积于肠内，多喝开水可助消化。

榴莲不可多吃，易上火。如果多吃后，吃几只山竹可缓解。

‖ 食疗偏方 ‖

 榴莲海苔卷 ○○○○○○○○○○○○○○○○○○

原料：榴莲 500 克，寿司海苔一片，芋头、山药各 400 克，生菜叶 4～6 片，椰子粉、天然梅汁各少许。

做法：将榴莲切成小长条状，用寿司海苔卷起来放入锅中油炸。山药、芋头也同样切成条状，之后蒸煮。将料理好的榴莲、山药、芋头装盘放置于生菜叶上。撒上少许椰子粉、淋上梅汁提味。

功效

补充营养，去胃寒。

‖ 特色食谱 ‖

 榴莲炖乌鸡 ○○○○○○○○○○○○○○○○○○

原料：半只乌鸡，榴莲肉 100 克。

做法：把乌鸡斩成四大块，切掉鸡屁股，已开刀的榴莲肉，肉身软绵而又表面干爽的为首选。把炒锅烧热后，加花生油，爆香几块薄姜片，加入冷水，煮开后，将乌鸡块放进沸水焯一下，去掉血腥味，然后马上捞起。把乌鸡块放到大瓦盅里，灌满清水，跟着将微波炉调温至"强档"，"时间"调到"2 小时"。2 个小时后放入"榴莲肉"，将"时间"调到"1 小时"。盛汤前，要调味，撒一些盐就可以了。

功效

本膳味道鲜美，营养丰富。具有健脾益气、滋阴补血的功效。

荔枝 补脑养颜"妃子笑"

荔枝又称丹荔、妃子笑等，是我国特产的一种水果，为中国南方四大珍果之一，有"岭南果王"之称。荔枝的果实为圆形或心脏形，外皮有鳞状突起物，呈鲜红、紫红、青绿或清白色，果肉为半透明状的凝脂物，柔软多汁，含有丰富的糖分、蛋白质、多种维生素、脂肪、柠檬酸、果胶以及磷、铁等，是有益人体健康的水果。荔枝饱含浆汁，落口消化，香甜爽口，味道极佳，是北方所没有的一种夏季珍果。当年杨贵妃"一骑红尘妃子笑"的故事更是让荔枝的声名远播海内外。

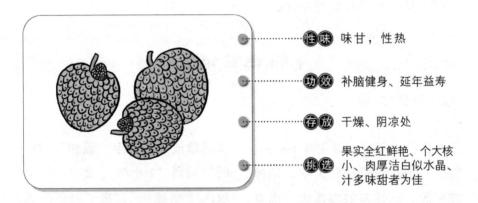

性味 味甘，性热

功效 补脑健身、延年益寿

存放 干燥、阴凉处

挑选 果实全红鲜艳、个大核小、肉厚洁白似水晶、汁多味甜者为佳

食物功效：明代的李时珍认为：长食荔枝能补脑健身，治疗瘰疬瘰肿，开胃益脾；干脯能补元气，为产妇及老弱的上佳补品。

荔枝含有丰富的维生素，能够促进微细血管的血液循环，具有很好的美容效果，可以防止雀斑的发生，令皮肤更加光滑。

荔枝还可以益寿延年，增强体质，适用于体质虚弱、贫血、胃寒口臭者食用。

食用宜忌：荔枝所有的人均可食用，尤其适合产妇、老人、体质虚弱者、病后调养者食用。但荔枝性热，多食易上火，所以妊娠、出血患者、阴虚火旺者以及儿童不宜多食。

温馨提示：荔枝以果实全红鲜艳、个大核小、肉厚洁白似水晶、汁多味甜、入口清香、果皮不破者为佳。

荔枝一次食用不可过多或连续多食。过多食用，会导致上火，还可能引起体内糖代谢紊乱，造成"荔枝病"（即低血糖），轻者恶心、出汗、口渴、无力，重者头昏、昏迷等，尤其是儿童更不能一次吃得过多。

‖食疗偏方‖

🍲荔枝山药莲子粥

原料：干荔枝肉50克，山药、莲子各10克，粳米50克。

做法：将前三味捣碎，加水适量煎至烂熟时，放米入锅煮粥。每天晚餐服，经常服食。

功效

补脾益肾。主治脾肾阳虚型结肠炎。

‖特色食谱‖

🍲荔枝桂圆汤

原料：鲜荔枝10枚，炼乳50克，龙眼肉20枚，冰糖50克。

做法：先将荔枝、龙眼切成小块，再将汤锅内放入清水，置火上，另用一锅煮化炼乳。然后倒入汤锅中，并加冰糖烧开。待冰糖全部溶化，起锅盛入汤碗内，撒上荔枝和龙眼块即可。

功效

益智补脑，清热消肿，止呃逆，止腹泻，增强免疫功能。

桑葚 补血滋阴，生津润燥

桑葚又名桑果，早在 2000 多年前，桑葚已是中国皇帝御用的补品。桑树生长在特殊的环境里，所以桑果具有天然无污染的特点，被称为"民间圣果"。桑葚是一种椭圆形的小浆果，成熟后色深红或黑紫，大小似小枣，味甜多汁，略带酸味，风味独特，营养丰富，具有多种功效，能显著提高人体免疫力，具有延缓衰老、美容养颜的功效。被医学界誉为"21 世纪的最佳保健果品"。

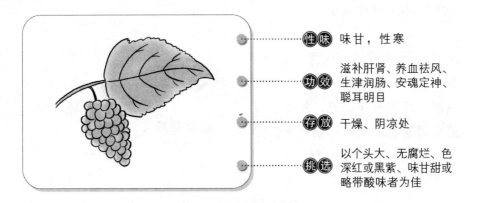

性味 味甘，性寒

功效 滋补肝肾、养血祛风、生津润肠、安魂定神、聪耳明目

存放 干燥、阴凉处

挑选 以个头大、无腐烂、色深红或黑紫、味甘甜或略带酸味者为佳

食物功效：中医学认为，桑葚具有滋补肝肾、养血祛风、止消渴、利五脏关节、生津润肠、安魂定神、聪耳明目以及益寿延年的功效。

桑葚能够改善皮肤（包括头皮）血液供应，营养肌肤，有使皮肤白嫩及乌发等作用，并能延缓衰老，是中老年人健体美颜、抗衰老的佳品。

桑葚含有丰富的维生素 A，可以明目，缓解眼睛疲劳干涩的症状。

桑葚对治疗贫血、高血压、高脂血症、冠心病、神经衰弱等病症具有辅助功效。

食用宜忌：桑葚性寒，脾胃虚寒泄泻者应忌食。另外糖尿病患者也应忌食。女性、中老年人及过度用眼者宜多食。

温馨提示：优质的桑葚应当选择个头大、无损伤、无腐烂、色深红或黑紫、味甘甜或略带酸味者。桑葚不宜过多食用。

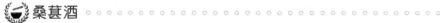

‖食疗偏方‖

🏆 桑葚酒

原料：桑葚 5000 克，大米 3000 克，酒曲适量。

做法：将桑葚捣汁煎过，将米煮半熟沥干，与桑葚汁液拌合，蒸煮后下酒曲适量，拌合匀，装入瓦坛内，将瓦坛放在周围盛有棉花或稻草的箱子里发酵，根据季节气温不同，直发到味甜可口时即可取出。每次 4 汤匙，用开水冲服。或置锅内加水适量煮食。

功效

补五脏，益肝肾，明耳目，抗衰老。主治水肿、肝肾不足之耳鸣耳聋、视物昏花等衰老征象。

‖特色食谱‖

🏆 桑葚瘦肉汤

原料：桑葚 12 克，瘦肉 250 克，柚皮 60 克，片糖 1 块。

做法：将柚皮去外皮留囊，晒干后留用。瘦肉和桑葚分别洗净。用 4 碗水与用料一起放进煲内。约煮 3 小时加片糖，再煮片刻便可饮汤吃肉。

功效

明目清肝，降血压，润肠。主治高血压、便秘。

石榴 涩肠止痢，止血明目

石榴，原名安石榴，原产于西域，汉代时传入我国，主要有玉石子、玛瑙石榴、粉皮石榴、青皮石榴、白皮石榴等不同品种。成熟的石榴皮色鲜红或粉红，常会裂开，露出晶莹如宝石般的子粒，内含糖、苹果酸、枸橼酸以及维生素C和磷、钙等矿物质，其汁酸甜，回味无穷。因其色彩鲜艳、子多饱满，象征多子多福、子孙满堂，常被用作为喜庆水果。

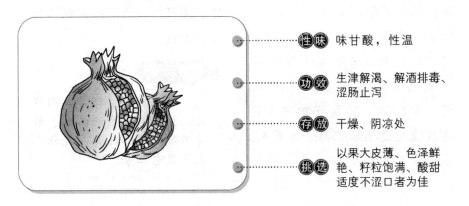

性味 味甘酸，性温

功效 生津解渴、解酒排毒、涩肠止泻

存放 干燥、阴凉处

挑选 以果大皮薄、色泽鲜艳、籽粒饱满、酸甜适度不涩口者为佳

食物功效：中医学认为，石榴味甘酸性温，具有生津解渴、解酒排毒、涩肠止泻的功效。

石榴中含的维生素C等营养物质能减缓氧化过程，并可减少已沉积的氧化胆固醇。因此，石榴汁抵抗心血管疾病表现非凡，是一种比红酒、番茄汁、维生素E等效果更佳的抗氧化果汁。

石榴中含有大量鞣质、生物碱、果酸等物质，有收敛、止血、驱虫的作用，加之具有良好的抑菌作用，所以是久痢久泻、出血的疗效佳品。

石榴中含有较多的多酚，是抗衰老和防治癌症的良好物质，它对大多数依赖雌激素的乳腺癌细胞有毒性，但对正常细胞大多数没影响。

食用宜忌：一般人皆可食用。石榴中糖分较多，多食会损伤牙齿，其汁液的色素能染红牙齿，还会助火生痰损肺气。因此，不能多食。

石榴中含有大量的鞣质，有收敛的作用，大便秘结、糖尿病患者要忌食。

温馨提示：以果大皮薄、色泽鲜艳、子粒饱满、酸甜适度不涩口、无腐烂、无虫蛀者为佳。

要注意不要把果汁染到衣物上，否则将很难洗掉。

‖ 食疗偏方 ‖

🏅 石榴皮蜜膏

原料：鲜石榴皮 1000 克（或干品 500 克），蜂蜜 300 克。

做法：石榴皮洗净，切碎，加水适量煎煮。每 30 分钟取药液一次，加水再煎，共取 2 次，合并煎液，再以文火煎熬浓缩至黏稠时，加蜂蜜，至沸停火，待冷装瓶备用。每次 1 汤匙，以沸水冲化饮用，每日 2 次。

功效

收涩止泻。主治慢性泄泻。

‖ 特色食谱 ‖

🏅 石榴山药饮

原料：酸石榴自然汁 18 毫升，生山药 45 克，甘蔗汁 30 毫升，生鸡子黄 4 个。

做法：水煎服。每日 1 剂。

功效

益气固肺。主治喘证、肺脾气虚、气短息促、声低息微、动则喘甚、面色无华、自汗、舌淡齿痕、脉象细弱。

食物本草养生治病一本通

松子 滋阴润燥，扶正补虚

　　松子，又叫罗松子、海松子、红松果等。唐代的《海药本草》中就有"海松子温胃肠，久服轻身，延年益寿"的记载。是老少皆宜的食物。松子状如米粒，大者如小果子，为三角棱形。古人认为，松子是延年益寿的长寿果，有"多食松子，其寿如松"之说，故松子被视为"长寿果"，被称为"坚果中的仙品"，为人们所喜爱，对老人最为有益。

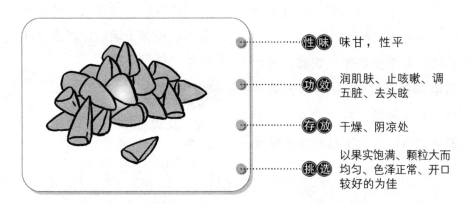

性味 味甘，性平

功效 润肌肤、止咳嗽、调五脏、去头眩

存放 干燥、阴凉处

挑选 以果实饱满、颗粒大而均匀、色泽正常、开口较好的为佳

　　食物功效：中医学认为，松子仁有补气充饥、养液息风、润肺滑肠、润肌肤、止咳嗽、调五脏、去头眩、强身健体的作用。

　　松子中维生素E高达30％，能预防动脉硬化等心脑血管疾病，有延缓衰老的作用，是中老年人的理想保健食物和润肤美容的理想食物。

　　松子中含有丰富的磷和锰，有助于健脑和预防老年痴呆。

　　松子能润滑肠道，通大便、缓泻，特别适用于年老体弱、病后及产后的大便秘结。

　　松子还有强身健体之功，能够提高机体抗病免疫能力，增进性欲，使体重增加。

食用宜忌：一般人均可食用，尤适于老人及体弱多病者。脾胃虚寒、腹泻者不宜食用。

温馨提示：优质的松子应该外壳色泽光亮，呈浅褐色，果仁肉质色白。

存放时要注意通风透气，置于阴凉干燥处保存。

‖ 食疗偏方 ‖

松子仁粥

原料：松子仁20克，粳米60克，蜂蜜适量。

做法：将松子仁研碎，同粳米煮粥。粥熟后冲入适量蜂蜜即可食用。可供早晚餐或点心服食。

功效

有补虚养液、润肺滑肠的功效。适宜于中老年人及体弱早衰、产后体虚、头晕目眩、肺燥咳嗽咯血、慢性便秘等症。

‖ 特色食谱 ‖

松子仁糖蘸

原料：白砂糖500克，松子（炒熟）250克。

做法：白砂糖放在锅中，加水少许，以文火煎熬，用铲挑起即成丝状而不黏手时停火，趁热加入炒熟的松子仁，调匀，倒在表面涂过食用油的大搪瓷盘中，再将糖压平，待稍冷，用小刀划成小块。冷却后，掰成小块。经常食用。

功效

润肺健脾，敛咳嗽，止吐血。主治老年慢性支气管炎咳喘，支气管扩张咯血，肠燥便秘。

杏仁 润心肺，散风寒，治咳嗽

杏仁，性微温，味苦、辛，别名杏核仁、杏子。春季先叶开花，花单生枝端，着生较密，杏仁味心状卵形，浅红色，主产于河北、陕西、内蒙古、山东、山西等地，止咳平喘，润肠通便。

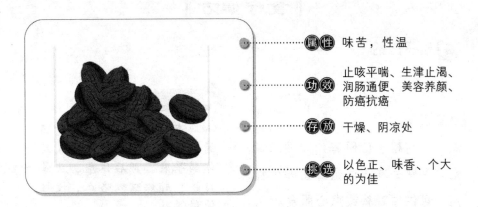

属性 味苦，性温

功效 止咳平喘、生津止渴、润肠通便、美容养颜、防癌抗癌

存放 干燥、阴凉处

挑选 以色正、味香、个大的为佳

食物功效：止咳平喘、生津止渴、润肠通便、美容养颜、防癌抗癌。

杏仁富含蛋白质、碳水化合物、维生素 A、维生素 E、膳食纤维和多种微量元素，具有润肺、止咳、祛痰、润燥、通便的作用。杏仁和大米搭配食用，可以治疗痔疮、便血。杏仁和牛奶搭配食用，是最佳的润肤美容食品，爱美的女性可以常吃。

食用宜忌：小米与杏仁同食，可使人吐泻，因此肠胃不好的人应尽量避免两者同食。杏仁与菱角一起吃，不利于蛋白质的吸收，会降低人体对营养的吸收和利用。

温馨提示：1.苦杏仁能止咳平喘，润肠通便，可治疗肺病、咳嗽等疾病。

2.杏仁还含有丰富的黄酮类和多酚类成分，这些成分不但能够降低人体内胆固醇的含量，还能显著降低心脏病和很多慢性病的发病几率。

3.苦杏仁甙有预防和治疗抗肿瘤药阿脲引起的糖尿病的作用。苦杏仁油尚有驱虫、杀菌作用，体外试验对蛔虫、蚯蚓均有杀灭作用，并能杀死伤寒病菌。

4.杏仁在其硬壳内有最长的保质期。如果购买杏仁，应找壳不分裂、不发霉或不染色的。它们是较少受到高温、空气和湿度影响的，散装容器密封好，以确保最大限度的新鲜。购买的杏仁要统一的颜色，不要软掉的或干枯的。此外，还要闻杏仁的气味，应该气味甜和坚果味，如果它们的气味是刺鼻略苦的，说明已经坏了。安置在干燥、避光的地方。

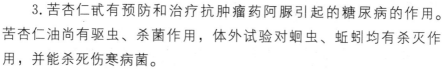

║ 食疗偏方 ║

🍵 杏仁茶

原料：杏仁 10 克，沸水适量。
做法：研碎杏仁，放入有过滤网的茶壶，冲入沸水泡 20 分钟。代茶饮。

功效

润肺止咳，缓解皮肤干燥、便秘等各种"秋燥"症状。

║ 特色食谱 ║

🍵 雪梨南杏瘦肉汤

原料：雪梨、瘦猪肉、南杏仁各适量。
做法：鲜雪梨一只去皮，与南杏仁、瘦猪肉同煲 2 小时即可食用。

功效

润肺，生津，化痰，止咳，润燥。

花生 健脾开胃，养血通乳

　　花生又名落花生、地果等。花生能滋养补益，有助于延年益寿，所以民间称其为"长生果"。花生被全世界公认为是一种植物性高营养食品，被称为"绿色牛乳"。营养价值比粮食类高，可与鸡蛋、牛奶、肉类等一些动物性食品媲美。花生含有大量的蛋白质和脂肪，特别是不饱和脂肪酸的含量很高，很适宜制作各种营养食品，和黄豆一样被誉为"植物肉"、"素中之荤"。

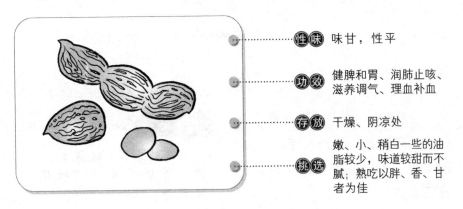

　　性味 味甘，性平

　　功效 健脾和胃、润肺止咳、滋养调气、理血补血

　　存放 干燥、阴凉处

　　挑选 嫩、小、稍白一些的油脂较少，味道较甜而不腻；熟吃以胖、香、甘者为佳

　　食物功效：中医学认为，花生有健脾和胃、润肺止咳、滋养调气、清咽化痰、消肿止血、理血补血等功效。

　　花生中含有的维生素 K 对出血性疾病有很好的治疗效果。

　　花生含有丰富的卵磷脂、脑磷脂以及维生素 E 和一定量的锌，可延缓脑功能衰退，有助于防治动脉硬化、高血压和冠心病。

　　花生中含有的白藜芦醇化合物，有助于降低癌症和心脏病的发病率。

　　花生中含有谷氨酸、儿茶酸等，可延缓大脑衰老，抗拒人体老化。

　　食用宜忌：身体虚弱、病后新愈者以及孕产妇食用花生均有补养效果。

　　胆病患者及血液黏度高或患有血栓的人不宜食用。

温馨提示：花生嫩吃时，以嫩、小、稍白一些的油脂较少，味道较甜而不腻；熟吃以胖、香、甘者为佳。

炸炒的花生多吃上火，不宜多食。

吃花生时不要剔除红色的花生衣，要与仁同吃，这样对营养吸收有利。

以食用炖制的花生最佳，老少皆宜。

霉变的花生千万不要吃。

‖ 食疗偏方 ‖

花生大枣黑米粥

原料：大枣 5 枚，黑米 50 克，红衣花生 15 克，白糖适量。

做法：将大枣、黑米、花生米分别洗净，同入铁锅，水 2 碗，旺火煮沸，改文火熬成粥。用锅铲将大枣捣如泥状，拣去枣皮及枣核。每日 1 次，代粥食之，空腹效果最好。

功效

滋阴益肾，养血止血。主治各种原因引起的小儿贫血。

‖ 特色食谱 ‖

凉拌花生米

原料：花生米 100 克，芹菜、胡萝卜各 20 克，葱、蒜末、醋、精盐各适量。

做法：花生米洗净入锅煮熟待用；芹菜、胡萝卜洗净切成丁，放入开水中焯熟。将煮熟的花生米和芹菜丁、胡萝卜丁放入容器中，加入葱、蒜末、醋、精盐拌匀即可食用。

功效

本菜清爽可口，营养丰富，是大众所喜爱的一道家常菜肴，适宜长期食用。有很高的食疗功效，可降压祛脂，是中老年人食谱中不可缺少的一道菜肴。

莲子 养心安神，健脑益智

莲子，又名莲实、莲蓬子、藕实，大小如弹子，鲜品呈青色或青褐色，干品呈白色，含有蛋白质、碳水化合物，并含有丰富的维生素和钙、磷、铁等矿物质，它有很好的滋补作用，是常见的滋补之品，莲子自古以来被视为补益的佳品，古人认为经常服食，百病可祛。

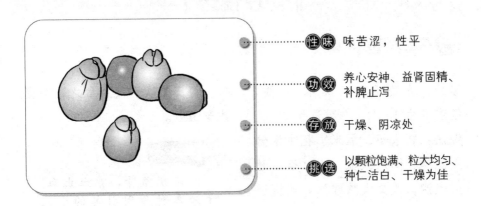

性味 味苦涩，性平

功效 养心安神、益肾固精、补脾止泻

存放 干燥、阴凉处

挑选 以颗粒饱满、粒大均匀、种仁洁白、干燥为佳

食物功效：中医学认为，莲子具有养心安神、益肾固精、补脾止泻的作用。

莲子中的钙、磷和钾的含量丰富，可以维持神经传导性，镇静神经，维持肌肉的伸缩性和心跳的节律等作用。

莲子可以健脑，增强记忆力，提高工作效率，并能预防老年痴呆的发生。是中老年人特别是脑力劳动者应常备的保健食品。

莲子芯适用于高血压、头晕脑涨、心悸失眠、烦躁不安等症。莲芯还有很好的去心火的功效，可以治疗口舌生疮。

食用宜忌：体质虚弱、失眠多梦、腹泻、滑精、月经不调、食欲不振及癌症病人更适宜。莲子是滋补之品，大便干结和脘腹胀闷者忌用。

温馨提示：以颗粒饱满、粒大均匀、种仁洁白、干燥的为优。

‖ 食疗偏方 ‖

🍵 莲子芡实粥

原料：莲子、芡实仁、荷叶各30克，糯米100克，冰糖适量。

做法：莲子以温水浸泡，剥去外皮。芡实仁用水浸泡半天。荷叶洗净。糯米用水淘洗干净。将莲子、芡实仁、糯米一起放入锅中，加水适量，置炉子上用武火烧沸，再改用文火慢慢熬煮。煮至莲子、芡实仁酥烂粥稠时，加入荷叶，再煮沸片刻，取出荷叶，加入冰糖，待冰糖溶化后即可。每日2次，每次1碗。作早、晚餐或午后点心食用。

功效

健脾养胃，安神补心。主治心脾两虚的失眠、心悸、气短、乏力、食后腹胀、腹泻、带下。

‖ 特色食谱 ‖

🍵 冰糖莲子

原料：发好的莲子250克，京糕50克，冰糖150克，香精少许。

做法：把发好的莲子洗净，莲子头朝下码在二海碗中，剩余的碎莲子放碗当中，把冰糖放入莲子碗里，上笼蒸四五十分钟，蒸烂取出，但不宜过火，过火就蒸开花了。京糕切成比莲子微小的丁。炒锅放入适量水，把蒸莲子的冰糖水沥入锅里，再把莲子扣在汤盘内。然后把京糕撒在莲子上，最后把熬好的糖水顺盘边浇在盘内（莲子的原型不动），滴上香精即可。

功效

本汤汁清澈见底，味纯甜香，莲子熟烂。具有健脑安神、降火调经的功效。

核桃 补肾强腰，敛肺定喘

核桃，又称胡桃、羌桃，原产我国西北，汉代张骞出使西域带到中原栽培，因当时西北称为胡羌，故此得名。核桃春季开花，秋季结果，果实如乒乓球大小，晒干后有壳，壳内有果仁，可以生食、炒食，也可以榨油、配制糕点、糖果等，不仅味美，而且营养价值也很高，所以又被称为"万岁子""长寿果"，并与扁桃、腰果、榛子并称为"四大干果"。

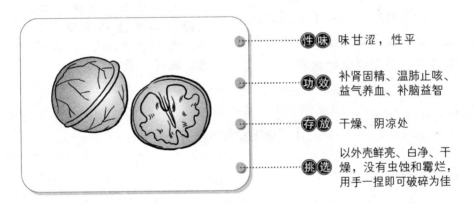

性味 味甘涩，性平

功效 补肾固精、温肺止咳、益气养血、补脑益智

存放 干燥、阴凉处

挑选 以外壳鲜亮、白净、干燥，没有虫蚀和霉烂，用手一捏即可破碎为佳

食物功效：中医学认为，核桃有补肾固精、温肺止咳、益气养血、补脑益智、润肠通便、润燥化痰、补肝乌发之功。

核桃含有丰富的维生素 B 和维生素 E，可防止细胞老化，能健脑、增强记忆及延缓衰老。

它含有亚油酸等不饱和酸对于动脉硬化、高血压和冠心病人有很好的作用。

经常食用核桃仁可以乌须发，使肌肤细腻光润。

常食核桃可健脑益智，当感到疲劳时，嚼些核桃仁，可以缓解疲劳和压力。

食用宜忌：所有人都可食用，但由于核桃能助火生痰，所以痰发内热、腹泻便溏之人忌食。

温馨提示：上等的核桃应该外壳鲜亮、白净、干燥，没有虫蚀和霉烂，外壳不是特别的坚硬，用手一捏即可破碎。

将核桃仁表面的褐色薄皮剥掉，会损失掉一部分营养，所以不要剥掉。

▌食疗偏方▐

🏅核桃山楂菊花茶 ·····

原料：核桃仁125克，山楂60克，菊花12克，白糖150克。

做法：将核桃仁洗净后用石磨磨成浆汁，倒入瓷盆中，加清水稀释调匀待用。山楂、菊花洗净后，水煎2次，去渣合汁1000毫升。将山楂、菊花汁同核桃仁浆汁一块倒入锅中，加白糖搅匀，置火上烧至微沸即成。

功效

润肺益肾，平肝明目，滑肠润燥，通利血脉。主治头晕目眩、头胀头痛、肺虚咳嗽、肾虚阳痿、腰膝酸痛、大便燥结等。

▌特色食谱▐

🏅核桃糕 ·····

原料：核桃肉30克，黑芝麻20克，熟马铃薯泥500克，豆沙馅100克，山楂泥、白糖各50克。

做法：核桃肉切碎，黑芝麻一并下锅，炒后取出，与熟马铃薯泥、豆沙馅、山楂泥、白糖加水淀粉聚合切成方块，上蒸笼蒸熟即可食用。

功效

本糕点能温补肾阳，养血润燥，安神益智延年。适宜于肝肾阳虚所致的头晕眼花、失眠、便秘及畏寒等病症。

葵花子 清热化痰，凉血止血

葵花子又名向日葵子、天葵子等，在人们生活中是不可缺少的零食，可以生食，也可以熟食，是瓜子中的佼佼者。葵花子的品种很多，不但可以作为零食，而且还可以作为制作糕点的原料。葵花子含有丰富的油脂，是重要的榨油原料。葵花子油是营养学家大力推荐的高档健康油脂。

食物本草养生治病一本通

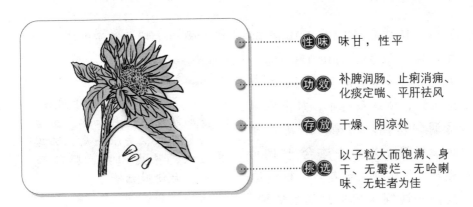

性味 味甘，性平

功效 补脾润肠、止痢消痈、化痰定喘、平肝祛风

存放 干燥、阴凉处

挑选 以子粒大而饱满、身干、无霉烂、无哈喇味、无蛀者为佳

食物功效：中医学认为，葵花子有补虚损、补脾润肠、止痢消痈、化痰定喘、平肝祛风、驱虫的功效。

葵花子油中的植物胆固醇和磷脂能够抑制人体内胆固醇的合成，防止血浆中胆固醇过多，有利于控制动脉粥样硬化，适宜高血压、高血脂、动脉硬化病人食用。

葵花子油中的主要成分是油酸、亚油酸等不饱和脂肪酸，可以提高人体免疫能力，抑制血栓的形成，可降低胆固醇、血脂，是抗衰老的理想食品。

葵花子中的维生素 B_1 和维生素 E 非常丰富。据说每天吃一把葵花子就能满足人体一天所需的维生素 E。对稳定情绪、延缓细胞衰老、预防成人疾病大有益处。

葵花子还具有治疗失眠、增强记忆力的作用。对癌症、高血压和神经衰弱有一定的预防功效。

食用宜忌：适合所有人食用。

温馨提示：葵花子以子粒大而饱满、身干、无霉烂、无哈喇味、无嫩皮、无蛀者为佳。

瓜子一次不宜吃得太多，以免上火，口舌生疮。

葵花子和葵花子油含有较多的蛋白质和脂肪，如每天食用超过60克，便会转化为脂肪和糖类储存于体内，导致体重增加，身体发胖。所以，一切爱美的姑娘和小伙子偏爱葵花子当零食时，要注意防止身体发胖。

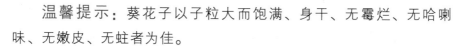

食疗偏方

葵花子驱蛲方

原料：葵花子 250 克。

做法：取葵花子去壳。临睡前空腹一次嚼服。连服 2~3 次。

功效

驱虫。主治蛲虫病。

特色食谱

葵花子粥

原料：葵花子 30 克，粳米 50 克。

做法：粳米淘干净，用冷水浸泡半小时，捞出，沥干水分。将葵花子壳去掉，得葵花子仁。锅中加冷水、葵花子仁、粳米，先用武火煮沸，再改文火煮约 15 分钟，加盐调味。

功效

有平肝、降压、治痢、透脓之功效。主治体虚便秘、血痢、麻疹不透、耳鸣、高血压、头晕痛、蛲虫病等病症。

栗子 养胃健脾，补肾强筋

栗子，又名板栗、毛栗、风栗等，栗子果实呈圆形或椭圆形，外皮为棕色或棕红色，可生食，也可熟食，不仅含有大量淀粉，而且含有蛋白质、脂肪、B族维生素等多种营养物质，所以素有"干果之王"的美称。栗子历史悠久，分布极广，适应能力极强，又与枣、柿子被并称为"铁杆庄稼""木本粮食"，栗子对人体的滋补功能，可与人参、黄芪、当归等媲美，对肾虚有良好的疗效，故又称为"肾之果"，是一种价廉物美、营养丰富的滋补品及补养的良药。

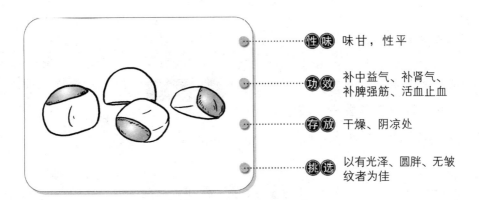

性味 味甘，性平

功效 补中益气、补肾气、补脾强筋、活血止血

存放 干燥、阴凉处

挑选 以有光泽、圆胖、无皱纹者为佳

食物功效：中医学认为，栗子有补中益气、补肾气、补脾强筋、活血止血之功效。

板栗中含有丰富的不饱和脂肪酸和维生素、无机盐等多种营养物质，对高血压病、冠心病、动脉硬化、骨质疏松等疾病有一定的辅助作用，是老年肾虚、腰酸腿软、气喘咳嗽的滋补佳品。

栗子含有核黄素（维生素 B_2），常吃栗子对日久难愈的小儿口舌生疮和成人口腔溃疡有益。

栗子生食有止血的功效，可治吐血、鼻出血、便血等。

食用宜忌：栗子老少皆可食用，老年人尤其适合经常食用。

但脾虚湿盛者不宜食用。

温馨提示：质量好的栗子应该果实饱满，颗粒均匀，色泽正常，没有虫蛀，没有闷伤，没有霉烂，肉质细，甜味浓，带糯性。

栗子生吃不易消化，熟食又易滞气，所以一次不宜多食。

婴儿一般不要吃栗子，容易引起腹胀。

新鲜栗子容易霉烂，吃了发霉栗子会引起中毒，所以霉烂变质的栗子不要吃。

‖食疗偏方‖

🏆 栗子炖鸡

原料：板栗150克，鸡1只（约1500克），姜块、葱、精盐、绍酒各适量。

做法：锅中加清水，放入鸡、绍酒、姜块、葱节、去壳栗子，炖至鸡肉、板栗熟透。加作料调味即可。

功效

常食此方，有益脾胃、生气血、美肤驻颜的功效。可用于治脾胃虚弱引起的反胃、泄泻、腰脚酸软等病症。尤适用于中老年人。

‖特色食谱‖

🏆 栗子桂花羹

原料：栗子300克，白糖100克，生粉50克，糖桂花少许。

做法：栗子加清水略煮，再去壳去皮，栗肉上笼蒸酥，待栗肉冷却后切成粒状。锅内加清水、栗肉泥、白糖，用武火烧沸后，转用文火，略焖，再用生粉勾薄芡即成。

功效

此羹强筋、补肾，适用于肾虚、腰膝无力。

白瓜子 杀虫降压，净血生发

白瓜子，即南瓜子，又称南瓜仁，生吃、熟吃都可以。白瓜子是内蒙古的土特产品。它可以驱除人体内的寄生虫，并且对于治疗前列腺疾病有特殊的作用，是一种价值极高的保健佳品。

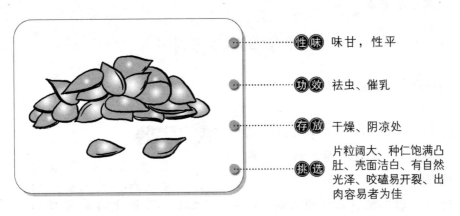

性味 味甘，性平

功效 祛虫、催乳

存放 干燥、阴凉处

挑选 片粒阔大、种仁饱满凸肚、壳面洁白、有自然光泽、咬磕易开裂、出肉容易者为佳

食物功效：中医学认为，白瓜子有祛虫、催乳的功效。

南瓜子有很强的杀虫（如蛲虫、钩虫等）作用，可以用做杀虫剂，驱除人体内的各种寄生虫。对血吸虫幼虫也具有很好的杀灭作用，是血吸虫病的首选食疗之品。

现代医学研究发现，白瓜子可有效地防治前列腺疾病。因为南瓜子富含脂肪酸，可使前列腺保持良好功能。所含的活性成分可消除前列腺炎初期的肿胀，同时还有预防前列腺癌的作用。

南瓜子含有特殊的泛酸，可以缓解静止性心绞痛，并可降血压，还可以净化血液，有利于心脏病患者的康复。

白瓜子还可以防治神经性脱发，一般 2 周即可使新发长出并开始变黑。

食用宜忌：一般人都可以食用，前列腺患者适宜经常食用。

温馨提示：上等的白瓜子要求片粒阔大，种仁饱满凸肚，壳面洁白，有自然光泽，咬磕易开裂，出肉容易。

白瓜子一次不要吃得太多，多食会导致头昏。

胃热病患者宜少食，一般一次不可多食，否则容易导致脘腹胀闷。

‖食疗偏方‖

南瓜子汤

原料：南瓜子、薏苡仁各30克。

做法：水煎服。每日一剂，早、晚各1次。

功效

健脾，利水，消肿。主治脾虚水肿、小便短小。

‖特色食谱‖

南瓜子槟榔汁

原料：南瓜子、槟榔片每千克体重各2克，元明粉每千克体重0.3克。

做法：南瓜子焙干研粉，槟榔片浸泡3小时后，加水400毫升煮取200毫升。早晨空腹将南瓜子粉一次吞服，1个半小时后，温服槟榔煎剂，再30分钟后用开水冲服元明粉。

功效

泻下驱虫。主治绦虫病、蛔虫病。

附注 气虚下陷、虚寒泄泻者忌用。

西瓜子 利肺润肠，止血降压

西瓜子也是深受人们欢迎的休闲食品之一，是日常零食的代表。西瓜子经过加工可制成五香瓜子、奶油瓜子、多味瓜子等，味道十分鲜美，深受人们的喜爱。

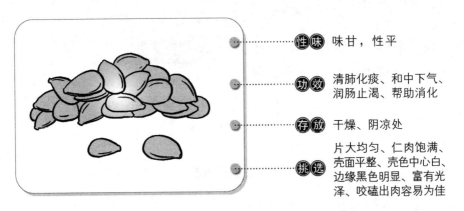

性味 味甘，性平

功效 清肺化痰、和中下气、润肠止渴、帮助消化

存放 干燥、阴凉处

挑选 片大均匀、仁肉饱满、壳面平整、壳色中心白、边缘黑色明显、富有光泽、咬磕出肉容易为佳

食物功效： 中医学认为，西瓜子具有清肺化痰、和中下气、润肠止渴、助消化的功效。

西瓜子富含油脂，有健胃润肠之功，食欲欠佳或便秘时，食用西瓜子很有好处。

西瓜子含有不饱和脂肪酸，能够降低血压，可预防动脉硬化，并能缓解急性膀胱炎。

食用宜忌： 西瓜子所有人均可食用。

温馨提示： 上等的西瓜子要求片大均匀，仁肉饱满，壳面平整，壳色中心白，边缘黑色明显，富有光泽，咬磕出肉容易。

西瓜子壳较硬，嗑得太多对牙齿不利，还会导致口干舌燥，甚至口舌磨破。

磕瓜子时最好来一杯绿茶，不仅不损津液，还有利于对蛋白质的吸收。

瓜子类的食品尽量不要给婴幼儿吃，以免掉进气管发生危险。

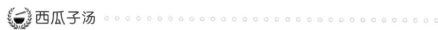

◆ 西瓜子汤

原料：生西瓜子 50 克。

做法：去壳加水适量煎服。每日一次。

利水降压。主治高血压。

‖ 特色食谱 ‖

◆ 八宝梨罐

原料：梨 1800 克，糯米 100 克，橘饼、桂圆肉、山楂糕、青梅、枣（干）各 50 克，西瓜子仁 30 克，白砂糖 100 克，桂花酱 8 克，猪油（炼制）30 克。

做法：梨削去外皮，在梨头切下 1/4，按梨的高度，作盖，去掉梨把，用小刀挖出梨核，使梨肉壁厚 1 厘米成为罐形；将梨用开水稍烫一下，控干水分；糯米用清水淘净放入碗内，加清水 150 毫升，放入笼内蒸 20 分钟，至八成熟时取出；橘饼、桂圆肉、冬瓜条、红枣（去核）、山楂糕、青梅 40 克均切成 0.7 厘米的方

丁；将各料丁用沸水焯过，捞出沥干水分，装在碗内；再加入蒸过的糯米和白糖、桂花酱 4 克、西瓜子仁、熟猪油搅拌均匀成馅；将馅装入梨罐内，盖上盖，青梅 10 克切成条插入上端作为梨把，装大盘内，入笼用旺火蒸 15 分钟取出，撒上红绿丝；炒锅内放入清水 50 毫升、白糖、桂花酱，旺火烧沸成汁，浇在梨上即成。

本菜清脆爽口，香甘味美。具有清肺润肠、和中止渴的功效。

第三章 果部类——果养为助

185

枸杞 滋补肝肾，益精明目

枸杞，又称枸杞子、红耳坠，通常称呼的枸杞是落叶小灌木枸杞的成熟子实，既可作为干果食用，又是一味传统中药材，自古就是滋补强身的佳品，有延衰抗老的功效，所以又名"却老子"。古人服食枸杞是正月采根，三月采基，五月采叶，七月采花，九月采籽，十一月采根，分别在一个月后服食。枸杞的嫩茎梢及嫩叶叫枸杞头，既可当做蔬菜，也是营养丰富的保健品。

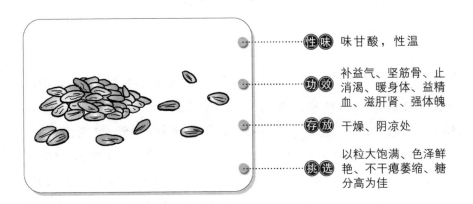

性味 味甘酸，性温

功效 补益气、坚筋骨、止消渴、暖身体、益精血、滋肝肾、强体魄

存放 干燥、阴凉处

挑选 以粒大饱满、色泽鲜艳、不干瘪萎缩、糖分高为佳

食物功效：中医学认为，枸杞有补益气、坚筋骨、止消渴、暖身体、益精血、滋肝肾、强体魄的功效。

历代医家治疗肝血不足、肾阴亏虚引起的视物昏花和夜盲症，常常使用枸杞子。

枸杞含有多种营养物质，可以降低血压、血糖和血脂，能防止动脉粥样硬化，保护肝脏，抑制脂肪肝，延缓衰老。

食用宜忌：枸杞所有人都可食用，尤其体虚早衰、用眼过度和老人更宜。

枸杞一般不要和过多药性温热的补品如桂圆、红参、大枣等共同食用，也不宜使用药酒（如杞圆酒）这一形式。

温馨提示：上等的枸杞子以粒大饱满、色泽鲜艳、不干瘪萎缩、糖分高的为优。

‖ 食疗偏方 ‖

🥣 枸杞牛肉海带汤 ∘∘∘∘∘∘∘∘∘∘∘∘∘∘∘∘∘∘∘

原料：枸杞子 60 克，牛肉 400 克，海带段 25 克，莲子 20 粒，白酒 60 毫升，藕节 5 个，葱、姜、蒜各适量，酱油、食盐各少量。

做法：枸杞子泡入酒中，牛肉切小块。油烧热，放葱、姜、蒜炒出香味后放入牛肉翻炒，牛肉表面变色后，加热水 2000 毫升煮沸，除去浮沫，加海带段、藕节，文火炖至肉菜熟软，取出藕节，加入莲子、枸杞子、白酒，炖至汤收一半时，加入食盐、酱油即成。

功效

本汤有补脾、益胃、养肝之功效，适用于气血不足、肝肾虚者，健康人常食可益寿延年。

‖ 特色食谱 ‖

🥣 枸杞菊花绿豆汤 ∘∘∘∘∘∘∘∘∘∘∘∘∘∘∘∘∘∘∘

原料：枸杞叶 100 克，菊花 15 克，绿豆 30 克。

做法：将绿豆洗净，用清水浸约半小时。枸杞叶、菊花洗净。把绿豆放入锅内，加清水适量，武水煮沸后，文火煮至绿豆烂，然后加入菊花、枸杞叶，再煮 15 分钟，调味即可。

功效

枸杞能补虚益精，清热止渴，祛风明目。绿豆有清热解暑、利尿除烦之功效。两味合用，有疏散风邪、清热止痛的功效。适用于感冒头痛属风热者。

第四章

肉品类——禽畜为益

在日常生活中，各种肉类食物为人体提供蛋白质、脂肪、无机盐和维生素等营养物质的同时，还可以防范、治愈人体的疾病。而经过人们精心烹调的肉类，营养丰富，色味俱佳，能够增进人的食欲，更有利于消化吸收。

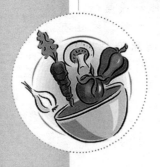

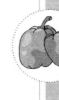

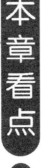

- 禽肉类

  鸡→鹅→鸭→鹌鹑

- 畜肉类

  羊→牛→猪→驴→兔→狗

鸡 温中补脾，益气养血

鸡在飞禽中被尊为羽族之首，主要是因为它对人类的贡献最大。鸡肉比起兽类的肉要嫩得多，营养也更加丰富，味道更加鲜美。鸡的品种比较多，鸡肉的肉质细嫩，滋味鲜美，适合多种烹调方法，并富有营养，有滋补养身的作用，是老年人和心脑血管病人的理想食品。

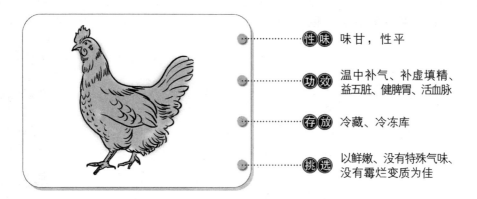

性味 味甘，性平

功效 温中补气、补虚填精、益五脏、健脾胃、活血脉

存放 冷藏、冷冻库

挑选 以鲜嫩、没有特殊气味、没有霉烂变质为佳

食物功效：中医学认为，鸡肉有温中补气、补虚填精、益五脏、健脾胃、活血脉，以及强筋骨的功效。

鸡肉可以增加脑部营养，增强记忆能力。

鸡肉是增强体力、强壮身体的佳品，对身体虚弱、营养不良、畏寒怕冷、乏力疲劳、月经不调、贫血、虚弱等有很好的食疗作用。

食用宜忌：一般人群均可食用，尤其是老人、病人、体弱者更宜食用。

鸡汤含有较多的脂肪，动脉硬化症、冠心病和高脂血症以及高血压患者应忌饮。

感冒的人应忌食鸡肉，忌饮鸡汤。鸡屁股不可食用。

温馨提示：鸡肉应以鲜嫩、没有特殊气味、没有霉烂变质的为佳。

‖ 食疗偏方 ‖

枸杞桂圆蒸母鸡

原料：母鸡1只，枸杞子、桂圆肉、荔枝肉、去核黑枣、莲子肉各15克，冰糖、食盐、清水各适量。

做法：母鸡宰杀后去毛及内脏，剁去鸡脚，加入桂圆肉、荔枝肉、去核黑枣、莲子肉、冰糖、食盐、清水，隔水蒸2小时，放入洗净的枸杞子，再蒸15分钟。佐餐食用。

功效

有补血养阴、益精明目作用。适用于气血虚弱、面色苍白、耳鸣、视力减退、病后体虚等症。

‖ 特色食谱 ‖

山里人家羹

原料：野菜150克，野鸡肉150克，花生50克，高汤、蛋清、盐、味精、鸡精、胡椒粉、水淀粉、色拉油各适量。

做法：野菜焯水斩成末，野鸡肉斩成末，花生下油锅焙熟斩成末；锅中放入原料、高汤烧开，调味，勾芡即可。

功效

补中益气、活血通脉。

鹅 益气补虚，止咳化痰

鹅，别名家雁、野雁。有青、白二种颜色，眼睛绿，嘴黄脚掌红。善斗，夜晚叫声合着更次。

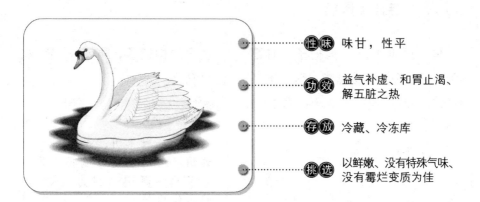

性味　味甘，性平

功效　益气补虚、和胃止渴、解五脏之热

存放　冷藏、冷冻库

挑选　以鲜嫩、没有特殊气味、没有霉烂变质为佳

食物功效：益气补虚、和胃止渴、解五脏之热。

鹅肉富含蛋白质、人体必需的多种氨基酸、维生素 A、B 族维生素、烟酸、微量元素，并且脂肪含量很低。

食用宜忌：胡萝卜富含胡萝卜素，两者搭配，具有预防心脏病、癌症的功效。鹅肉和胡萝卜同食，具有利肺气、止咳化痰的功效，适合老年性慢性支气管炎和肺气肿患者食用。鹅肉具有养胃止渴、补气之功效，能解五脏之热，和冬瓜一起搭配，可以清热消火、健胃利脾。

烟熏鹅肉中含有较多的致癌物质，啤酒中的酒精会加重肝脏负担，两者同食，易使致癌物质进入肝脏，损伤肝细胞。

鹅肉不可与柿子、鸭梨同食。与鸡蛋同食损伤脾胃。

凡癌症患者症见噎膈、反胃皆可食用，将鹅血煮熟或蒸熟食之，可解药毒、箭毒。烹调食之对虚劳羸瘦、消渴、噎膈、反胃等症有良好的辅助治疗作用。鹅血与大蒜共用，增强其抗癌功效，适用于食管癌、胃癌等消化道癌症。

鹅肝对于贫血和常在电脑前工作的人尤为适合。治疗贫血，鹅肝配波菜最好。

高胆固醇血症、肝病、高血压和冠心病患者应少食鹅肝。

温馨提示：治疗记忆力差：鹅蛋一只，打入碗内加适量白糖搅匀，蒸熟早晨空服，连服5天，有清脑益智功能，对增强记忆有特效。忌吃海带、花椒、动物血、酒、绿豆。

‖ 食疗偏方 ‖

百合鹅肉汤

原料：鹅肉1000克，百合、黄精各30克，调料适量。

做法：将鹅肉洗净，切块，诸药择净，与鹅肉同放锅中，煮至鹅肉熟后，调味服食。

功效

益气养阴，适用于肺结核胸痛、干咳痰少、手足心热。

‖ 特色食谱 ‖

鹅肉补气汤

原料：鹅肉1000克，黄芪、党参、山药各10克，调料适量。

做法：将鹅肉洗净，切块，诸药用布包好，同放锅中，煮至鹅肉熟后，去药包，调味服食。

功效

健脾益气，适用于慢性胃炎、消化不良。

鸭 软化血管，降低血压

我国驯养鸭子的历史悠久，人们常言"鸡、鸭、鱼、肉"四大荤，可见鸭肉在人们生活中的地位非同一般。以鸭肉为原料制成的北京烤鸭、南京板鸭、江南香酥鸭等，均为国宴中不可缺少的名菜。

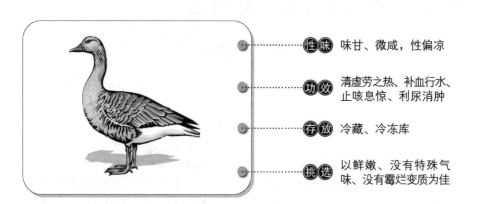

性味 味甘、微咸，性偏凉

功效 清虚劳之热、补血行水、止咳息惊、利尿消肿

存放 冷藏、冷冻库

挑选 以鲜嫩、没有特殊气味、没有霉烂变质为佳

食物功效：清虚劳之热、补血行水、止咳息惊、利尿消肿。

食用宜忌：鸭肉性偏凉，具有滋阴补血的作用；生姜味辛性温，具有活血祛寒的作用，两者搭配，性味可以互补，还可以促进血液循环。鸭肉具有滋五脏之阴、清虚劳之热、养胃生津、利尿消肿等功效，与酸菜搭配，具有开胃利膈、杀菌消肿等功效。

柠檬中的柠檬酸易与鸭肉中的蛋白质结合，使蛋白质凝固，而不利于人体吸收。豌豆所含的植物酸会与鸭肉中的蛋白质、铁、锌相结合，不仅会降低营养，还可能导致便秘。

鸭肉忌与栗子、兔肉、杨梅、核桃、木耳、胡桃、大蒜、荞麦、鸡蛋同食。

温馨提示：烹调鸭肉时加入少量盐，肉汤会更鲜美。

板鸭是经过老卤腌制以后做熟的，吃起来口感都是比较紧密咸香。盐水鸭吃起来口感鲜嫩。买的时候看日期，越新鲜的越好。

‖食疗偏方‖

🍵 雪梨鸭汤

原料：雪梨 2 个，鸭肉 250 克，荸荠 100 克，盐少许。

做法：将雪梨去皮、核，切片，荸荠去皮切片，鸭肉切块放入沙锅中同煮，熟后加盐调味，每周服用 1 次。

具有清热、养阴、益肝的作用，适用于慢性肝炎属阴虚内热者食用。

‖特色食谱‖

🏅 北沙参炖老鸭

原料：北沙参 15 克，枸杞子 30 克，老鸭 200 克，姜 2 片，黄酒、精盐、高汤各适量。

做法：老鸭切块，氽水洗净血水，入盅内，洗净的中草药、姜片、黄酒、高汤注入盅内，以食用玻璃纸包住，橡皮筋封口，入蒸箱蒸 2.5 小时后，加适量精盐调味即成。

功效

对虚劳或燥热慢性咳嗽及阴虚咽干、口渴、盗汗等症都有一定疗效，适宜于四季慢性支气管炎、肺结核等慢性咳嗽。而体质虚弱，若初起外感咳嗽或有气滞、腹胀、腹泻等症者，则不宜多食。

鹌鹑 补中益气，清利湿热

鹌鹑，古称鹑鸟、宛鹑。为补益佳品。鹌鹑原是一种野生鸟类，体重只有 100 克左右。鹌鹑肉味道鲜美，营养丰富，素有"动物人参"之美誉。其肉鲜美细嫩，是典型的高蛋白、低脂肪、低胆固醇食物，食不腻人，故从古至今均被视为野味上品。民谚有"要吃飞禽，还是鹌鹑"之说。鹌鹑肉既可作为高级佳肴，又有滋补强身作用，可治疗多种疾病，其药用价值为鸡所不及，特别适合中老年人以及高血压、肥胖症患者食用。

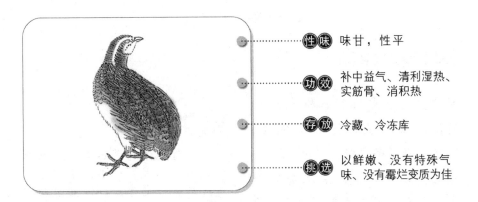

性味 味甘，性平

功效 补中益气、清利湿热、实筋骨、消积热

存放 冷藏、冷冻库

挑选 以鲜嫩、没有特殊气味、没有霉烂变质为佳

食物功效：补气血、强身健脑、安神志、丰肌泽肤。

鹌鹑肉含蛋白质、脂肪、钙、磷、铁、B 族维生素、维生素 E、芦丁、赖氨酸、谷氨酸等，营养价值高于鸡肉。

食用宜忌：鹌鹑肉与红枣搭配食用，可治疗女子贫血、脸色苍白。

鹌鹑肉可补中益气、清利湿热；桂圆具有补益心脾、养血宁神、补精益智等功效；两者搭配，可以补益肝肾、养心和胃。

天麻具有熄风止痉、祛风除痹、补益强身的功效，与鹌鹑肉搭配食用，具有补气血之功，适用于气血两虚或产后血虚之头昏无力的贫血等症。

鹌鹑肉与猪肝搭配同食，可能会发生复杂的化学反应，产生一些不利于人体的物质，使色素沉着，产生色斑。因此，最好不要经常同吃这两种食物。

温馨提示：1.治疗神经衰弱或欲提高智力：可将鹌鹑肉与枸杞子、益智仁、远志肉一起煎熬食用。

2.治肺结核和肺虚久咳：沸水、冰糖适量，冲鹌鹑蛋花食用。

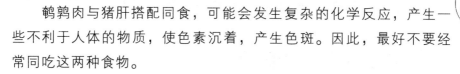

赤豆鹌鹑汤

原料：鹌鹑1只，赤小豆20克，生姜3～5片。

做法：鹌鹑去毛及肠杂，放入锅中，加入赤小豆、生姜同煮汤，加食盐调味食用。

功效

有健脾、除湿、利水作用。适用于痢疾、腹痛。

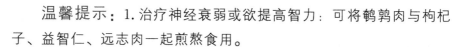

杜仲枸杞煮鹌鹑

原料：鹌鹑1只，杜仲10克，枸杞子30克。

做法：鹌鹑去毛及肠杂，放入锅中，加入杜仲、枸杞子同煮汤，用少量油盐调味食用。

功效

有补益肝肾作用。可治肝肾虚损引起的腰痛腿软、头晕眼花等。

羊 补虚助阳，活血散瘀

　　羊肉是我国人民食用的主要肉类之一，因为羊是纯食草动物，所以羊肉较牛肉的肉质要细嫩，较猪肉和牛肉的脂肪、胆固醇含量都要少，而含钙、铁最多，蛋白质也更加优良。寒冬常吃羊肉可益气补虚，促进血液循环，增强御寒能力，收到进补和防寒的双重效果。

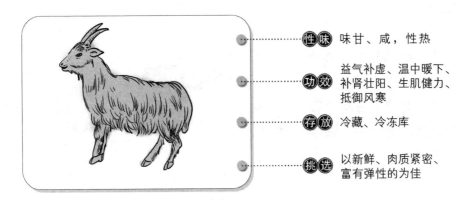

性味　味甘、咸，性热

功效　益气补虚、温中暖下、补肾壮阳、生肌健力、抵御风寒

存放　冷藏、冷冻库

挑选　以新鲜、肉质紧密、富有弹性的为佳

　　食物功效：中医学认为，羊肉有益气补虚、温中暖下、补肾壮阳、生肌健力、抵御风寒之功效。

　　羊肉含有丰富的钙和铁，对肺结核、气管炎、哮喘、贫血、久病体弱等大有裨益。

　　羊肉还可增加消化酶，保护胃壁，帮助消化。

　　食用宜忌：一般人都可以食用，尤其适用于体虚胃寒者。

　　羊肉性热，有上火症状以及肝炎、高血压、急性肠炎等患者不宜食用。

　　温馨提示：购买羊肉要购买新鲜的、肉质紧密、富有弹性的为佳。涮羊肉，最好选用上脑、里脊、内腱子和磨裆部位的为好。

羊肉食用时一定要炒透烧熟，且不可与南瓜、首乌、半夏、菖蒲同食，羊肉不可烧煳烤焦。

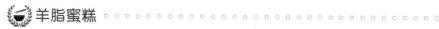

‖ 食疗偏方 ‖

🏅 羊脂蜜糕

原料：生地600克，生姜汁50毫升，羊脂100克，蜂蜜200克。

做法：将生地加水适量煎煮，每20分钟取煎液1次，加水再煎，共取煎液3次，合并，再以文火煎煮浓缩至黏稠如膏时，入生姜汁、羊脂和蜂蜜，至沸，停火，待冷后装瓶，每次1汤匙，直接口服，每日2次。

功效

补身体虚弱。主治久病或产后身体消瘦。

‖ 特色食谱 ‖

🏅 东坡羊肉

原料：羊腿肉800克，土豆70克，胡萝卜20克，料酒10毫升，酱油35毫升，味精2克，白糖10克，葱段35克，姜片10克，蒜片2克，大料5克，桂皮7克，花生油500毫升（实耗60毫升），精盐、糖色各适量。

做法：将羊肉洗净切成大块，在肉光面切交叉十字刀纹。胡萝卜、土豆削皮洗净切成菱形块。将羊肉、土豆、胡萝卜放入热油锅中炸至金黄色捞出控油。将羊肉放入大沙锅内加开水，加入料酒、酱油、精盐、白糖烧开，撇去浮沫，放入葱段、姜片、蒜片、大料、桂皮、糖色，用文火炖至肉烂，再放入炸好的胡萝卜、土豆块煨透，加入味精即成。

功效

本菜色泽红亮，入口酥烂，甜味回味不绝，是一道地方特色菜肴。

牛 安中益气，健强筋骨

牛肉是中国人的第二大肉类食品，仅次于猪肉，牛肉以菜牛肉和黄牛肉为佳，牛肉来自牛身体的不同部位而另有称呼，例如西冷、T骨、牛柳、肉眼等。牛肉蛋白质含量特别高，达到20%左右，比猪肉、羊肉都要多，而脂肪含量低，所以味道鲜美，受人喜爱，享有"肉中骄子"的美称。

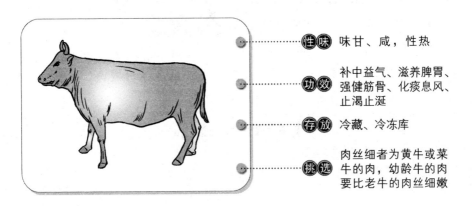

性味 味甘、咸，性热

功效 补中益气、滋养脾胃、强健筋骨、化痰息风、止渴止涎

存放 冷藏、冷冻库

挑选 肉丝细者为黄牛或菜牛的肉，幼龄牛的肉要比老牛的肉丝细嫩

食物功效：中医学认为，牛肉有补中益气、滋养脾胃、强健筋骨、化痰息风、止渴止涎的功效，适用于中气下陷、气短体虚、筋骨酸软、贫血久病以及术后调养。

牛肉加红枣炖服，有助肌肉生长和促伤口愈合的功效。

食用宜忌：牛肉尤适宜体弱多病的人食用。患皮肤病、肝病、肾病的人应慎食。老人、幼儿及消化力弱的人不宜多吃，或适当吃些嫩牛肉。

温馨提示：购买牛肉时要看肉丝，细者为黄牛或菜牛的肉，幼龄牛的肉要比老牛的肉丝细嫩，注水肉看上去格外新鲜发白，或者发红，一般会有水往下滴。

🥣 牛肉粥

原料：牛肉 250 克，糯米 60 克，精盐、料酒、葱、姜、味精各适量。

做法：将牛肉洗净切小块，放入大瓷碗中，加上精盐、料酒、葱姜末，上笼蒸至熟烂，倒入锅中，加糯米熬煮成粥，调入味精即成。早晚食用，每次 1 碗。

🍇 功效

安中益气，补益腰腿，强筋骨，养脾胃。主治气血不足，虚弱少气，腹中癖积，筋骨酸软，消渴，水肿，年老体弱或久病体虚。

‖ 特色食谱 ‖

🥣 铁板牛柳

原料：牛里脊肉200克，芹菜、洋葱、泡辣椒、老姜、大葱、大蒜、精盐、味精、鸡精、白糖、醋、料酒、胡椒粉、松肉粉、水淀粉、鲜汤、麻油、精炼油各适量。

做法：牛里脊肉去筋洗净切成片，然后用清水漂净血水，捞出放入碗中，加精盐、料酒、松肉粉、水淀粉和匀，静置 15 分钟。芹菜洗净切成段，洋葱洗净切成丝，大葱洗净，取其葱白切成丝，泡辣椒去蒂及籽，剁细成末，老姜、大蒜去皮洗净，切成姜蒜末，精盐、味精、鸡精、白糖、醋、胡椒粉、鲜汤、水淀粉放入碗中调匀成汁待用。锅置旺火上，烧水至沸，放入牛肉焯至断生捞出，锅内放精炼油烧至四成热，投入泡辣椒、姜蒜末炒香上色，烹入汁，收汁浓稠，制成味汁盛入碗中。铁板烧红，随麻油、牛肉、味汁、芹菜、洋葱、葱丝一同上桌，先倒入麻油，然后依次投入洋葱、芹菜、葱丝、牛肉，烹入味汁盖上盖，烹至香气四溢时和匀即成。

🍇 功效

补脾胃，益气血，强筋骨。治虚损羸瘦，消渴，脾弱不运。

猪 生乳益气，滋阴润燥

猪肉是人们最经常食用的肉类，是目前人们餐桌上重要的动物性食品之一。因为猪肉纤维较为细软，结缔组织较少，肌肉组织中含有较多的脂肪，因此，经过烹调加工后肉味特别鲜美。猪肉是人体获得脂肪和热量的重要途径之一，可以为人们提供足够的营养。

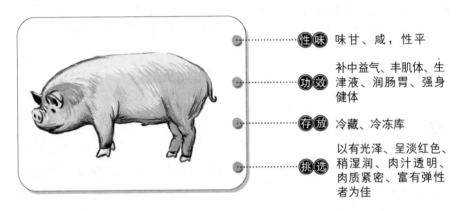

性味 味甘、咸，性平

功效 补中益气、丰肌体、生津液、润肠胃、强身健体

存放 冷藏、冷冻库

挑选 以有光泽、呈淡红色、稍湿润、肉汁透明、肉质紧密、富有弹性者为佳

食物功效：中医学认为，猪肉有补中益气、丰肌体、生津液、润肠胃、强身健体的功效。

猪肉为人类提供热量和脂肪，使人精力充沛，能增强抵抗疾病的能力，能改善缺铁性贫血。

食用宜忌：所有的人都可食用猪肉。

但脑心血管病、糖尿病患者和希望减肥的人应该节制食用。患有伤寒病、大病初愈者以及有痰之人要忌食猪肉。

温馨提示：新鲜猪肉有光泽，呈淡红色，稍湿润，肉汁透明，肉质紧密，富有弹性，还有一种特殊的鲜味，没有酸气和腐臭气。对于没有验盖检疫验讫章的猪肉，一般不要轻易购买。

‖食疗偏方‖

🏅 莲子百合瘦肉汤

原料：莲子肉、百合各 50 克，猪瘦肉 250 克，适量食盐。

做法：将莲子肉、百合、猪瘦肉共煮汤，加适量食盐调味。佐餐食用。

功效

有益脾胃、养心神、润肺肾、清热止咳作用。适用于心脾不足的心慌、失眠以及肺阴虚的低热干咳等症。

‖特色食谱‖

🏅 红烧五花肉

原料：五花肉 500 克，山药 150 克，大料 2 克，姜 3 克，酱油 25 毫升，精盐 5 克，糖色少许，料酒 10 毫升，净油 600 毫升（约耗 40 毫升）。

做法：将五花肉洗净，下入汤锅煮至五六成熟，捞出放入红卤锅，加糖色少许煮至金黄色；山药去皮去两头，切滚刀块；姜去皮洗净切碎，大料拍碎，一起剁为细末成"姜料"。旺火坐油勺，放入油烧热，下入山药炸成金黄色，捞出沥油；重新烧油至七八成热，用铁筷子叉起肉，皮朝下，放到油勺里，加盖防油迸，炸 2 分钟，肉皮见起小泡即捞出，备用。将炸好的肉，从肉面找平，切成 12 厘米长、1 厘米厚的条。用中碗，将"姜料"先放碗底，再将肉条顺序码在碗中的"姜料"上，码放时把整条的码在中间，短的向两边贴，码成圆形；放盐、料酒、酱油，上屉旺火蒸烂。食用前把山药放在蒸碗的浮头，再上屉蒸透，合入平盘即成。

功效

本菜味道醇厚，香气浓郁。具有补肾养血、滋阴润燥、补气生津的功效。

驴 补血益气，滋补健身

驴面长额宽，耳朵像长矛，尾巴修长，夜间鸣叫的时间与更次相应，善于驮负重物，有褐、白、黑三色，入药的黑色为佳。还有一种善于驮负野驴，像驴但毛色斑驳，尾巴和鬃毛很长，骨骼大，功效与马相同。

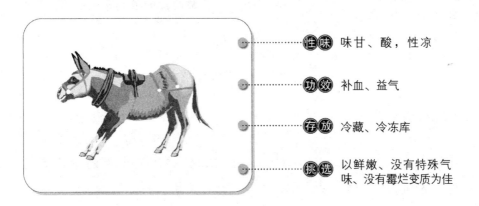

性味 味甘、酸，性凉

功效 补血、益气

存放 冷藏、冷冻库

挑选 以鲜嫩、没有特殊气味、没有霉烂变质为佳

食物功效：补血、益气。

食用宜忌：驴肉和枸杞一起煲汤食用，可疏肝理气、养心安神，适用于忧郁及更年期综合征等症状。驴肉与红枣搭配具有很好的补益作用，同食适合气血不足、食少乏力、体瘦者。

《日用本草》上记载说："食驴肉，饮荆芥茶杀人。妊妇食之难产。"根据前人经验，食驴肉后忌饮荆芥茶，瘙痒性皮肤疾病患者忌食，孕妇更应忌之。驴肉味甘性凉，与猪肉一起食用，有碍于消化吸收，还有可能导致腹泻，不利于健康。

温馨提示：1.驴肉必须浸泡5小时左右，以泡出血水为宜。

2.炖驴肉时，因时间长，所以要看好火候，勤翻动驴肉，以免煳锅。若汁干可加入一些开水，但决不可加凉水，否则肉难煮烂。

3.如驴肉较老，煮制酥烂则需时间延长，以5小时为宜。

4.驴肉的营养非常丰富,金针菇含有多种生物活性物质,同时食用能引发心痛。

5.用生驴肉做菜,可用少量苏打水调和,这样可以去除驴肉的腥味。做驴肉时,可配些蒜汁、姜末,既能杀菌,又可除味。

‖ 食疗偏方 ‖

🥣 驴肉山药汤

原料:驴肉 150 克,大枣 10 枚,山药 30 克,调味品适量。

做法:将驴肉洗净,切块,山药洗净,切片,大枣去核,同入锅中,加清水适量,煮至驴肉熟后,调味服食,每日 1 剂。

功效

健脾益气,适用于脾胃气虚所致的食少乏力、形体消瘦等。

‖ 特色食谱 ‖

🥣 驴肉豆豉汤

原料:驴肉 500 克,豆豉 30 克,调味品适量。

做法:将驴肉洗净,切块,与豆豉同煮,待驴肉熟后,调味,空腹服食,每日 1 剂。

功效

疏散风邪,养心安神,适用于疯狂、忧愁不乐等。

兔 补中益气，凉血解毒

兔子大小像狸，毛色为褐、白、黑色。形体像鼠而尾短。耳大而尖。长胡须，前脚短。靠脚背坐，能跳善跑。

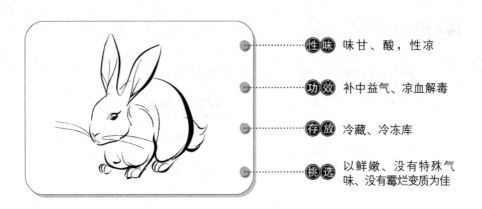

性味 味甘、酸，性凉

功效 补中益气、凉血解毒

存放 冷藏、冷冻库

挑选 以鲜嫩、没有特殊气味、没有霉烂变质为佳

食物功效：补中益气、凉血解毒。

食用宜忌：兔肉止渴健胃、凉血解毒；枸杞有滋补肝、肾、肺及清肝祛火等功效，两者搭配食用，对腰酸膝软、头晕耳鸣、两目模糊、糖尿病有一定的治疗作用。玉兰花味辛性温，具有祛风散寒通窍、宣肺通鼻的功效，与兔肉搭配，适合于治疗阴虚咳嗽、口渴、体弱、呕血便血等症。

兔肉酸冷，食兔肉后，不宜马上食橘子，因为橘子含糖量高，热量较大，马上吃易上火。同时，多吃兔肉也会引起肠胃功能紊乱，造成腹泻。兔肉性味甘寒酸冷，鸡蛋甘平微寒。二者各有一些生物活性物质，若同炒共食，则易生成刺激肠胃的物质而引起腹泻，所以不宜同食。

兔肉性偏寒凉，凡脾胃虚寒所致的呕吐、泄泻忌用。兔肉不能与鸡心、鸡肝、獭肉、橘、芥、鳖肉同食。

温馨提示：兔脑性温，将其捣碎外敷，可治疗水火烫伤、皮肤皲裂及冻疮。兔尿可治劳疳眼、去浮翳。

‖ 食疗偏方 ‖

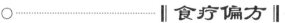

🥄 豆芽兔

原料：兔肉 100 克，绿豆芽 250 克，姜、香油、盐、白砂糖、芡粉各适量。

做法：将兔肉洗净，切丝，并用精盐、白糖、酒、芡粉等腌制；生姜洗净，刮皮，切丝；绿豆芽剪去头尾，洗净；起油锅，放入兔肉丝炒至刚熟取出，再起油锅，下姜丝、绿豆芽、盐，炒至七成熟，加入兔肉丝同炒片刻，调味，下麻油即可。

功效

补中益气，清热解毒。适用于各型高血压病、冠心病、动脉粥样硬化症患者。

‖ 特色食谱 ‖

🍵 栗子兔

原料：兔 1 只，栗子 50 克，食盐、味精各适量。

做法：将兔肉切块，放入沙锅，加清水高出肉面，先用武火煮沸，再放入栗子用文火煨炖 2～3 小时。待兔肉熟烂、汤汁稠浓后停火，加盐、味精调味。兔肉当点心食用，汤汁代茶，口渴即饮。

功效

适用于脾肾气虚、食欲不振、气短自汗、头晕心悸、面色萎黄者。

狗 调中下气，温肾助阳

狗的品类很多，但就它的功用可分为三类：田犬长嘴，善于狩猎；吠犬短嘴，善于看守；食犬体肥，可用来做食品。凡是本草中所用的，都是食犬。

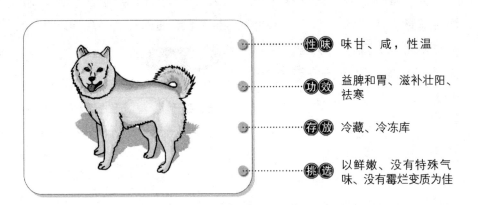

性味 味甘、咸，性温

功效 益脾和胃、滋补壮阳、祛寒

存放 冷藏、冷冻库

挑选 以鲜嫩、没有特殊气味、没有霉烂变质为佳

食物功效：益脾和胃、滋补壮阳、祛寒。

食用宜忌：黑豆具有调中下气、滋阴补肾、补血明目、利水消肿、清热解表、乌须黑发等作用；狗肉具有益脾和胃、滋补壮阳、祛寒的功效，两者搭配，适合肾气不足者食用。芝麻有补肝肾、润五脏、益气血、活血脉、润肠燥、乌须发等功效，与狗肉两者搭配，可以补益五脏、填精壮肾。

狗肉性温，绿豆性寒，两者性味有所抵触，同时食用不会产生毒素，但可能会导致消化不良，引起腹胀、腹痛。茶叶中的鞣酸与狗肉中的蛋白质结合，会生成一种物质使肠蠕动减弱，进而使毒素不易排出。

妊娠女性不可食用狗肉，易发热动火。

忌吃半生不熟的狗肉，以防寄生虫感染，忌食疯狗肉。

温馨提示：狗肉以冬季食用为宜，夏季不宜食用。阳热亢盛或阴虚内热所致的发热面红、烦躁口渴、便秘、尿赤者忌用。此外，狗肉不能与蒜、菱、杏仁、商陆同食。

‖食疗偏方‖

🥣 狗肉煨黑豆

原料：狗肉 250 克，黑豆 50 克，姜、盐、糖、五香粉各适量。

做法：将狗肉、黑豆、姜、盐、糖、五香粉入锅，先用旺火煮开，后改文火煨熟，肉烂后即可食用。

> **功效**
>
> 适用于遗尿、小便频数等肾虚证的辅助治疗及补益。

‖特色食谱‖

🏅 姜丝狗肉

原料：狗肉 275 克，生姜 125 克，熟附子 12 克，料酒 15 克，精盐、鸡精各 3 克，味精 2 克，湿淀粉 10 克，鸡蛋清半个，花生油 30 克，芝麻油 10 克，泡打粉 0.3 克，干淀粉 5 克。

做法：熟附子放入容器内，加入满水 150 克，入蒸锅内蒸 1 小左右取出，过滤出药渣不用。狗肉、生姜均切成丝。狗肉丝用药汁 20 克、料酒 5 克、精盐 1 克、泡打粉拌匀腌渍入味，再用鸡蛋清、干淀粉拌匀上浆；锅内放花生油烧热，下入肉丝炒至微热；下入姜丝炒匀，加入余下的药汁、料酒、精盐、鸡精炒匀至熟，加味精，用湿淀粉勾芡，淋入芝麻油，出锅装盘即成。

> **功效**
>
> 此道菜肉丝滑嫩，姜丝软嫩，咸香爽辣，可补肾壮阳，治疗阳痿、早泄或夜尿多、畏寒、四肢不温等。

第五章

水产类——强身健脑

水产类食物是指产于水域中的食品。这一类食物包括淡水湖泊中养殖的和从海洋中捕获的两大类。它们大都富含蛋白质、磷脂等营养素，鲤鱼可以消肿通乳，鲫鱼可以强健脾胃，就连信手拈来的、光溜溜的泥鳅，都有「水中人参」的美誉，水产类食物为人们的健康提供了丰富的食养资源。

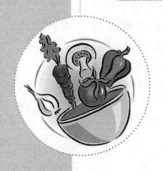

本章看点 ▼

● 鱼类

　　草鱼→鲤鱼→鲫鱼→泥鳅→鳝鱼→带鱼→黄鱼

● 虾、贝、参

　　虾→田螺→海参

● 藻类

　　紫菜→海带

● 其他类

　　甲鱼→墨鱼→鱿鱼

鱼 类

草鱼 暖胃和中，平降肝阳

草鱼，又称草鲩、鲩鱼、混子等，因吃水草而得名，形似青鱼，与青鱼、鳙鱼、鲢鱼同为我国四大淡水鱼。栖息于平原地区的江河湖泊，一般喜居于水的中下层和近岸多水草区域。性活泼，游泳迅速，常成群觅食。其肉嫩刺少，营养丰富，很适合制作菊花鱼等造型，用于宴席，深受人们的喜爱。它除了有很大的食用价值外，还有相当的药用价值，可以作为滋补的食品。

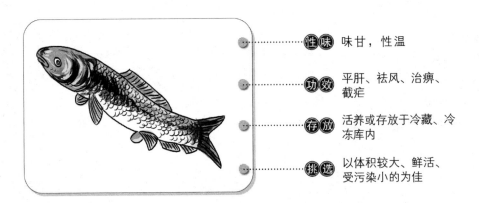

性味 味甘，性温

功效 平肝、祛风、治痹、截疟

存放 活养或存放于冷藏、冷冻库内

挑选 以体积较大、鲜活、受污染小的为佳

食物功效：中医学认为，草鱼味甘性温，具有平肝、祛风、治痹、截疟的功效。

草鱼中所含丰富的不饱和脂肪酸，有利于血液循环，有益于心血管病患者。

硒在草鱼中有着丰富的含量，经常吃草鱼有抗衰老、护肤养颜的功效，并且对于防治肿瘤也有一定的功效。

食用宜忌：凡体虚气弱、食减消瘦的人，均可用草鱼食疗滋补。草鱼肉不可吃得太多，否则有可能诱发各种疮疖。

食物本草养生治病一本通

温馨提示：以体积较大、鲜活、受污染小的为好。

∥食疗偏方∥

🥣 草鱼汤

原料：草鱼肉 150 克，生姜片 25 克，米酒 100 毫升。

做法：用半碗水煮沸后，放入鱼肉片、姜片及米酒共炖约 30 分钟，加盐调味趁热服食。每日 2 次，注意避风寒，服后可卧床盖被取微汗。

功效

解表散寒，疏风止痛，通窍。主治伤风感冒、畏寒发冷、头痛体倦、鼻塞不通者。

∥特色食谱∥

🥣 菊花鱼

原料：草鱼 1 条（1000 克），红、绿樱桃各 5 个，番茄酱 50 克，白糖 100 克，白醋 30 毫升，料酒 10 毫升，盐 3 克，葱、姜末各少许，干淀粉 100 克，花生油 750 毫升（约耗 250 毫升）。

做法：鱼宰杀洗净去头、尾、大刺、软刺；片成两扇带皮净鱼肉，将每扇均匀分成 5 块，全部在肉面剞上十字花刀，每根穗如细筷子的方头。将打好刀的鱼肉用料酒、盐、葱、姜末腌 5 分钟沥干，蘸匀干淀粉；将红、绿樱桃切成两半待用。勺上注净油，六成热时下鱼肉，炸成外焦里嫩的菊花状，捞出装入盘中。坐炒勺加底油，下番茄酱、白糖、白醋炒融合后用水淀粉勾成红色的糖醋汁，浇在每朵菊花上；将红、绿樱桃放在每朵菊花蕊上。

功效

平肝明目、护肤养颜。

鲤鱼 清热解毒，止嗽下气

鲤鱼，在有的地方叫拐子、鲤子，因鳞上有十字纹理，故得名。鲤鱼适应能力强，生长快，是河鱼中的佳品。鲤鱼体态比较长，呈圆筒形，肥壮艳丽，肉质细嫩鲜美，是人们日常喜爱食用并且很熟悉的水产品。其中以黄河鲤鱼最为有名，最受人们的喜爱。

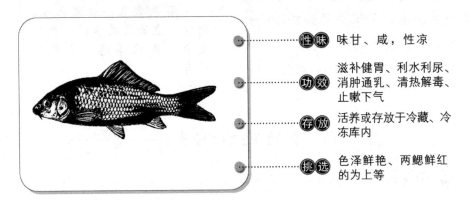

性味 味甘、咸，性凉

功效 滋补健胃、利水利尿、消肿通乳、清热解毒、止嗽下气

存放 活养或存放于冷藏、冷冻库内

挑选 色泽鲜艳、两鳃鲜红的为上等

食物功效：中医学认为，鲤鱼有滋补健胃、利水利尿、消肿通乳、清热解毒、止嗽下气的功效，对各种水肿、腹胀、少尿、黄疸、乳汁不通都很有作用。

食用宜忌：一般人均能食用，尤其是身体虚弱或者乳少的产妇。鲤鱼是发物，有慢性病者不宜食用。

鲤鱼忌与绿豆、芋头、牛羊油、猪肝、鸡肉、荆芥、狗肉以及中药朱砂同食，以免因热生风，变生诸病。

温馨提示：上等的鲤鱼应该色泽鲜艳、两鳃鲜红。

鲤鱼鱼腹两侧各有一条像细线一样的白筋，去掉它们可以除腥味。

‖食疗偏方‖

清炖鲤鱼

原料：鲤鱼 500 克，胡椒、食盐各少许。

做法：加水煮汤至鱼烂熟，用胡椒、食盐调味。饮汤吃肉。

功效

补脾健胃。适用于病后或产后、脾胃虚寒、少食纳呆患者食用。

‖特色食谱‖

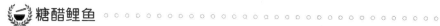

糖醋鲤鱼

原料：鲤鱼 750 克，白糖 200 克，酱油、料酒各 10 克，葱、姜各 2 克，醋 120 克，蒜茸、精盐各 3 克，湿淀粉 100 克，清汤 300 克，花生油 1500 克。

做法：鲤鱼去麟、内脏、两腮，于身两侧每 2.5 厘米直剞后斜剞成翻刀，提起鱼尾使刀口张开，料酒、精盐撒入刀口稍腌；清汤、酱油、料酒、醋、白糖、精盐、湿淀粉对成芡汁；在刀口处撒上湿淀粉后，再放入油锅中炸至淡黄色，移至中火炸至金黄色捞出捏松，复入七成热油锅中炸至深黄色外皮酥脆；在炸鱼的同时，另取炒锅置旺火上烧热；舀入热花生油 25 克，投入葱末、姜末、蒜末炒香。再加入白糖、肉汤、酱油，烧沸后，用水淀粉（25 克）勾芡，然后烹醋、淋热花生油（50 克），当鱼炸好后，装盘中，浇上卤汁即成。

功效

本膳食色泽金黄，酥脆而香，酸甜可口，能补脾健胃、利水消肿。

鲫鱼 健脾开胃，利水通乳

鲫鱼，俗称鲫瓜子、土鱼，是淡水鱼中分布最广、适应能力最强的上等鱼。它肉味鲜美，肉质细嫩，刺较少且粗。鲫鱼营养价值极高，营养素全面，含糖分多，脂肪少，吃起来既鲜嫩可口，不肥腻，还有点甜丝丝的感觉。经常食用鲫鱼，可以补充营养，增强抗病能力。《本草经疏》中说鲫鱼，"与病无碍，诸鱼中唯此可常食"。

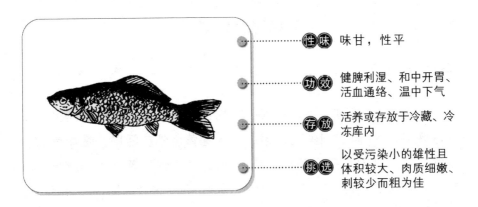

性味 味甘，性平

功效 健脾利湿、和中开胃、活血通络、温中下气

存放 活养或存放于冷藏、冷冻库内

挑选 以受污染小的雄性且体积较大、肉质细嫩、刺较少而粗为佳

食物功效：中医学认为，鲫鱼有健脾利湿、和中开胃、活血通络、温中下气的功效。对于脾胃虚弱、水肿、溃疡、气管炎、哮喘、糖尿病等有很好的滋补作用。

鲫鱼脑髓有补脑作用，对因肾虚而造成的耳聋头晕有效。

常食鲫鱼既可以补虚，又有通乳催奶的作用。

鲫鱼的营养非常丰富，而且全面，对于先天不足，后天失调以及手术后、病后体虚形弱者是很有益的。肝炎、肾炎、高血压、心脏病、慢性支气管炎等疾病的患者经常食用，可以补充营养，增强抗病能力。

食用宜忌：所有人都很适合食用。

鱼子中胆固醇含量较高，故中老年人和高血脂、高胆固醇者应忌食。

鲫鱼不可与芥菜同食，否则容易发生水肿；不可与猪肝同食，否则易导致肝瘀气滞。

温馨提示：鲫鱼经清蒸或煮汤的营养效果最佳；鲫鱼若经煎炸与豆腐搭配炖汤营养最佳。

‖ 食疗偏方 ‖

🏆 鲫鱼百合柿饼汤

原料：鲫鱼1条（约重250克），百合100克，柿饼2枚，冰糖50克，料酒1匙。

做法：将柿饼切成小丁块备用。鲫鱼去鳞、鳃及内脏，洗净后入沙锅中，加清水浸没，中火烧开后，加入料酒、柿饼和百合，再文火慢炖1小时，加冰糖炖化离火。每日分2次食完。连服5～7天为一疗程。

功效

养肺止咳，益气止血。主治支气管扩张咯血而致肺络损伤者。

‖ 特色食谱 ‖

🏆 豆腐烧鲫鱼

原料：鲜鲫鱼2条（约500克），鲜嫩豆腐200克，葱、姜、色拉油各适量，清汤250毫升，料酒、酱油、水淀粉、精盐、味精各适量。

做法：鲫鱼去鳞、内脏，收拾干净；豆腐切成条；葱、姜切片。炒锅烧热，放入鲫鱼稍煎，捞出控油；余油爆香葱、姜片，烹入料酒、酱油，加入清汤，待把鱼、精盐、味精下锅烧开，放入豆腐，转文火慢烧，待鱼烧透，捞出放盘中，汤汁中勾入水淀粉，浇在鱼身上即可。

功效

此菜肉质细嫩，味道鲜美，可益气催乳，清热解毒。

泥鳅 补中益气，养肾生精

泥鳅，亦称鳅鱼和鳅鱼，形似鳝鱼但形体较小。因长期沉于泥中生长，因此名曰泥鳅。它体细长，前端稍圆，后端侧扁。吻突出，眼小；口小，下位，呈马蹄形。唇软而发达，具有细皱纹和小突起。头部无细鳞；体鳞极细小；体表黏液丰富。泥鳅由于是一种高蛋白低脂肪水产品，肉质细嫩，营养丰富，又有很高的药用价值，因此有"水中人参"的美称。

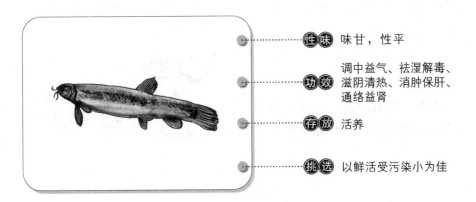

性味 味甘，性平

功效 调中益气、祛湿解毒、滋阴清热、消肿保肝、通络益肾

存放 活养

挑选 以鲜活受污染小为佳

食物功效：中医学认为，泥鳅味甘性平，有调中益气、祛湿解毒、滋阴清热、消肿保肝、通络益肾等功效。

泥鳅中含有的铁和钙元素高于一般的鱼类，经常食用对小儿软骨病、老年性骨折、骨质疏松、跌打损伤以及妇女气血不调等症大有裨益。

泥鳅中还含有一种类似甘碳五烯酸的不饱和脂肪酸的特殊物质，有利于人体抵抗血管老化，对各类心血管疾病均有一定的疗效。所含西河洛克蛋白质有强精益肾、治疗阳痿的效果。

食用宜忌：一般人均可食用。
泥鳅忌与狗肉同食。

温馨提示：1.以鲜活受污染小的为佳。

2.泥鳅的吃法有多种，但以煨汤和红烧为最佳。

3.在初夏食用泥鳅最佳。

4.治跌打损伤，可将泥鳅肉焙干研粉，与黑砂糖和水拌涂伤处。

5.治痔疮、脱肛，可将泥鳅去肠杂后，与米粉共煮食用。

‖ 食疗偏方 ‖

泥鳅豆腐汤

原料：泥鳅、鲜豆腐各100克，调味品适量。

做法：泥鳅去内脏洗净，加水同豆腐共煮。食泥鳅、豆腐，喝汤，每日1～2次。

功效

健脾益气，除湿退黄。主治湿热黄疸、小便不利、食少体弱。

‖ 特色食谱 ‖

鲜炸泥鳅

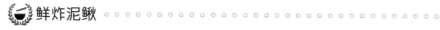

原料：活泥鳅500克，鸡蛋2个，面粉25克，油800毫升（实耗100毫升），胡椒面、白酒、花椒盐、淀粉、精盐、味精各适量。

做法：将活泥鳅放入凉水内，加盐水喂养30分钟，使泥鳅吐净腹内杂物，捞出，再放入开水内烫死，捞出，切成两段，放盆内加白酒、胡椒面、盐、味精拌匀，腌20分钟，取出，沾匀面粉待用。将鸡蛋磕入碗中，加淀粉、水少许搅匀成糊。坐勺，放油烧至七成热时，将泥鳅段挂匀蛋粉糊，下勺，视表面稍硬时捞出磕散，待油温升高时再放入油内炸，呈金黄色时捞出，控净油，装盘。另带花椒盐1碟上桌即可。

功效

泥鳅所含脂肪、胆固醇较少，是高蛋白低脂肪食品，有利于人体抗血管衰老，对老人及心脑血管病患者极为有益。

鳝鱼 补虚损，除风湿，强筋骨

像蛇，但没有鳞，黄色，有黑色斑纹，体表有黏液，大的有二三尺长，夏季出来，十一二月藏于洞中。

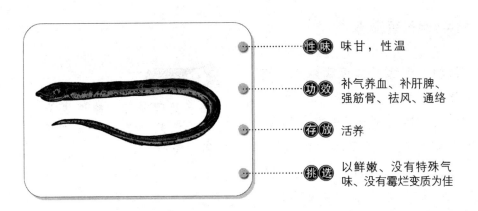

性味　味甘，性温

功效　补气养血、补肝脾、强筋骨、祛风、通络

存放　活养

挑选　以鲜嫩、没有特殊气味、没有霉烂变质为佳

食物功效：补气养血、补肝脾、强筋骨、祛风、通络。

食用宜忌：熟藕味甘性温，性由凉变温，失去了消瘀清热的性能，能健脾补胃、滋阴润燥，有益血、止泻的功效，是一种很好的补品，与鳝鱼同食，具有很强的补益功效。鳝鱼含蛋白质、卵磷脂、维生素 A、黄鳝素（具有显著降低血糖和调节血糖的功能）等成分，与青椒搭配，不仅味美，而且营养丰富。鳝鱼和胡萝卜都富含维生素 A，一起搭配食用，可以起到明目、保护视力的作用。

鳝鱼和狗肉性温，都属于动火、动血类发物，两者搭配食用，温热助火的作用更强，容易耗气伤阴，不适于常人。因此，最好不要经常同食这两种食物。

鳝鱼还不宜与南瓜、菠菜、红枣同食。鳝鱼与菠菜同食会导致腹泻，鳝鱼与金瓜性质相克。

鳝鱼不宜与山楂、柿子、葡萄搭配，这些水果会降低其营养价值，影响消化吸收。

鳝鱼不宜过量食用，否则不易消化，可能引起旧疾复发。

温馨提示：鳝鱼要用活的，死鳝鱼身体分解出有毒的物质，食后中毒。如鳝鱼不好钉住，可先将其摔晕。

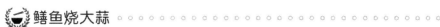

‖ 食疗偏方 ‖

 鳝鱼烧大蒜 ○○○○○○○○○○○○○○○

原料：鳝鱼肉 250 克，大蒜 2 头，白酒 1 杯。

做法：取鳝鱼肉、大蒜、白酒一起加水煮熟即可食用。

功效

适合由肝硬化引起的腹胀患者食用。

‖ 特色食谱 ‖

 生地杏仁炖鳝鱼 ○○○○○○○○○○○○○

原料：鳝鱼 200 克，北杏仁 10 克，生地 5 克，姜 2 片，黄酒 3 毫升，牛肝菌菇 20 克，精盐、高汤各适量。

做法：鳝鱼切段，汆水洗净血水，与洗净的牛肝菌菇入盅内，将洗净的中草药、姜片、黄酒、高汤注入盅内，以食用玻璃纸包住，橡皮筋封口，入蒸箱蒸 2 小时后，加适量精盐调味即成。

功效

用于秋令感受燥邪体虚而咳嗽痰喘者。大便溏泄者不宜食用。

带鱼 养血补虚，和中开胃

带鱼又称刀鱼、牙鱼、裙带鱼、海刀鱼，因其身体扁长形似带子而得名，侧扁如带，呈银灰色，背鳍及胸鳍浅灰色，带有很细小的斑点，尾巴为黑色。带鱼肉肥刺少，味道鲜美，营养丰富，鲜食、腌制、冷冻均可，深受人们欢迎。

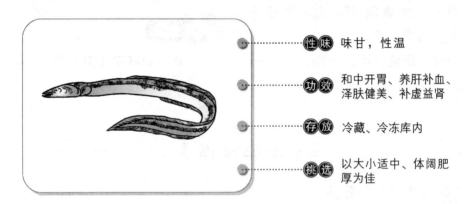

性味 味甘，性温

功效 和中开胃、养肝补血、泽肤健美、补虚益肾

存放 冷藏、冷冻库内

挑选 以大小适中、体阔肥厚为佳

食物功效：中医学认为，带鱼味甘性温，具有和中开胃、养肝补血、泽肤健美和补虚益肾的功效。

带鱼含有一种抗癌成分，对白血病、胃癌、淋巴肿瘤等有辅助的治疗作用。

带鱼能有效降低胆固醇，有利于预防高血压、心肌梗死等心血管疾病。

食用宜忌：食之过多，易引发皮肤瘙痒和过敏。

温馨提示：以大小适中、体阔肥厚的为佳。

带鱼以红烧、干炸或糖醋烩熘为佳。一般不适合清蒸，因其腥气较重。

‖ 食疗偏方 ‖

🏅 糖醋带鱼 ·····················

原料：带鱼250克，醋、酱油、葱花各适量，料酒6毫升，白糖180克，植物油适量。

做法：将带鱼用刀刮去银鳞，去掉内脏及肚子里面的黑色薄膜。洗净，再斩去头、尾和鳍，切成3寸长鱼段。在鱼段背两面划十字刀（刀深至鱼骨），用部分料酒和酱油等浸泡切好的鱼块约半小时。然后，热油锅，炸鱼块。要随炸随翻动，使两面都呈金黄色。之后捞出，滤去余油。将油少许放入锅内，先煸葱花，急倒入炸好的鱼块，再倒进剩料酒，盖上盖，焖几分钟，以去腥味。最后，加入白糖、醋等，再煨几分钟，使糖醋味进入鱼肉内即成。佐餐食用。

🍇 功效

消食和胃。适用于老人、咀嚼能力较差者，或患有营养不良、消化不良、结核病、胃肠炎、术后恢复、慢性肾炎、冠心病及高血压、脑血管等疾病的人群食用。

‖ 特色食谱 ‖

🏅 红烧带鱼 ·····················

原料：鲜带鱼400克，色拉油、葱、酱油、料酒、面粉、水淀粉、白糖、蒜、姜、醋、精盐、味精各适量。

做法：带鱼去头、尾，切成6厘米长的段，洗净后蘸面粉，入热油中煎成两面浅黄色铲出备用；葱切丝，姜、蒜切片。炒锅中倒油烧热，加入葱丝、姜片、蒜片炝锅，把煎好的带鱼段码在锅内，烹入料酒、酱油、醋，加入精盐、白糖，武火烧开，转文火烧透，加入味精，用水淀粉勾芡，出锅即可。

🍇 功效

本膳味浓鱼香，肉酥软，是一道美味佳肴，具有降低胆固醇、补益五脏的功效。

黄鱼 和胃止血，益肾补虚

黄鱼，有大小黄鱼之分，又名黄花鱼。鱼头有两颗坚硬的石头，故又名"石首鱼"。大黄鱼又称大鲜、大黄花、桂花黄鱼。小黄鱼又称小鲜、小黄花、小黄瓜鱼。

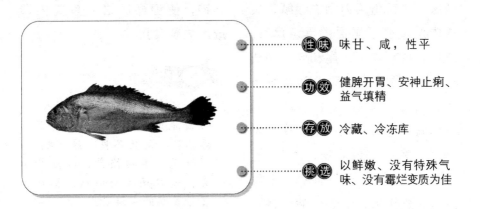

性味 味甘、咸，性平

功效 健脾开胃、安神止痢、益气填精

存放 冷藏、冷冻库

挑选 以鲜嫩、没有特殊气味、没有霉烂变质为佳

食物功效：健脾开胃、安神止痢、益气填精。

食用宜忌：荠菜具有利尿、明目、和肝、强筋健骨、降压、消炎等功效；黄鱼有明目、安神、益气、健脾开胃等功效；两者搭配食用，可以强身健体，适用于体弱消瘦、目眩乏力者食用。黄花鱼的蛋白质含量较高，并富含脂肪、钙、磷、铁、碘以及大量 α-3 脂肪酸等营养物质；丝瓜富含护肤祛斑的维生素 C，两者搭配食用，可为人体提供更加全面的营养，并能延缓衰老。黄鱼和番茄两者搭配食用，可提供丰富的蛋白质、钙、磷、铁及多种维生素，非常有利于青少年骨骼的发育。

荞麦性寒（一次进食太多，易造成消化不良），黄鱼脂肪含量高，两者都是不易消化的食物，因此，消化功能不好的人不宜同食；一般人，也不宜一次吃太多。

黄鱼不能与中药荆芥同食；吃鱼前后忌喝茶；洋葱会影响黄鱼

蛋白质的吸收，容易形成结石。

温馨提示：黄鱼食用过多容易生痰助毒、发疮助热，所以那些痰热素盛、易发溃疡的人不宜多食。

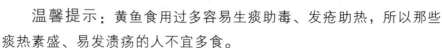

🏅 黄鱼羹

原料：大黄鱼300克，竹笋100克，火腿40克，海参75克，鸡蛋80克，豆瓣40克，大葱、姜、盐、芡粉、味精、香油、料酒各适量。

做法：黄鱼去鳞、鳃和内脏洗净，取鱼肉切丁；竹笋、海参洗净切丁；火腿切成斜片状；蛋打匀，备用。热锅加油，放葱段爆香，捞起葱段，加水，放入黄鱼、笋、海参、火腿、豆瓣、盐、味精、姜汁，翻炒煮熟，淋上生粉水及蛋，起锅前淋上香油即可。

 功效

　　健脾开胃，补虚养身、延缓衰老，防癌抗癌。

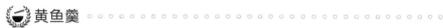

🏅 豆瓣黄鱼

原料：黄鱼400克，豆瓣酱、冬瓜各20克，植物油10毫升，清汤300毫升，料酒、精盐、葱、姜、味精各适量。

做法：将黄鱼去鳞、鳃和内脏，洗净血污，用刀在鱼身两侧打上斜直刀纹；葱、姜切末；冬瓜切成1厘米见方的丁。炒锅上火，加入植物油，烧至四成热时，加葱、姜末煸炒出香味，加豆瓣酱略炒后加清汤、料酒、精盐烧开，下入黄鱼，改用中火烧至入味，待六成熟后，加入冬瓜丁煨烧，汤汁熬剩一半左右时，加味精调匀即成。

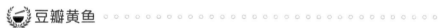 功效

　　补虚养身，健脾开胃。贫血、头晕及体虚者宜多食。

虾贝参

虾 补肾，壮阳，通乳

虾，也叫虾米、开洋。主要有淡水虾、海水虾和龙虾。虾肉质肥嫩鲜美，含蛋白质和钙质特别多，可制成多种美味佳肴，食之既无鱼腥味，又无骨刺，老幼皆宜，备受欢迎。另外，虾又是滋补壮阳之妙品。

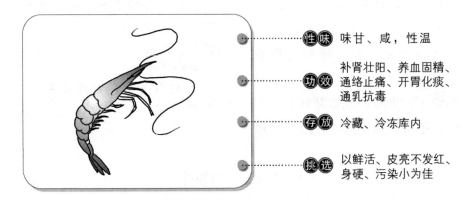

性味 味甘、咸，性温

功效 补肾壮阳、养血固精、通络止痛、开胃化痰、通乳抗毒

存放 冷藏、冷冻库内

挑选 以鲜活、皮亮不发红、身硬、污染小为佳

食物功效：中医学认为，虾味甘咸、性温，具有补肾壮阳、养血固精、通络止痛、开胃化痰、通乳抗毒的功效。

虾被称为含钙之王，适宜于营养缺乏、身体消瘦、腰酸背痛和骨折的病人，特别是对老年人的骨质疏松症效果显著。

虾皮有镇静作用，常用来治疗神经衰弱、植物神经功能紊乱诸症。它所含的磷、钙丰富，对孕妇和小儿很是有益。

食用宜忌：中老年人、心血管病患者、怀孕妇女更宜食用。虾为发物，有皮肤病、哮喘病的人慎食。正值上火之时不宜食虾。

温馨提示：以鲜活、皮亮不发红、身硬、污染小的为佳。

吃虾时应把虾背上的虾线挑去不吃。不新鲜的尽量不要食用。

‖食疗偏方‖

虾米紫菜萝卜汤

原料：白萝卜250克，虾米25克，紫菜5克，黄酒、葱姜、麻油、精盐各适量。

做法：白萝卜去皮切条，虾米加酒胀发，热油爆葱、姜末，下虾米，加酒、水，待沸后煮5分钟，倒入萝卜，调味后煮5～10分钟，冲入紫菜汤碗中，淋上麻油即可，饮汤吃菜。

功效

清热润肺，可补钙和碘，有益于小儿发育，防治老年人骨质疏松。尤适宜于中老年人、怀孕妇女食用。

‖特色食谱‖

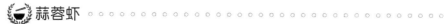

蒜蓉虾

原料：新鲜中虾约600克，蒜蓉3汤匙，红椒半只，葱粒、香菜少许，老抽、生抽、料酒各1/3汤匙，胡椒粉少许。

做法：将虾由背部切开两边，洗净并不沥干水，放入调味拌匀；将虾排放碟上，放上蒜蓉，包上微波炉保鲜纸，放入炉内，用高火加热5分钟，取出；将2汤匙油放入小碗内，用高火加热约1分钟，再放入葱粒及红椒粒；将香菜放上面，淋上熟油；将老抽及生抽各1/2汤匙混合，淋上虾面即可食用。

功效

补肾壮阳，养血固精，通乳止痛。

田螺 清热利水，除湿解毒

田螺生长在水田及湖泊中。形状呈圆形，大的如梨、橘，小的如粟、樱桃。螺属于蚌类。它的壳上有圆形的纹理。它的肉随着月的圆缺而肥瘦。

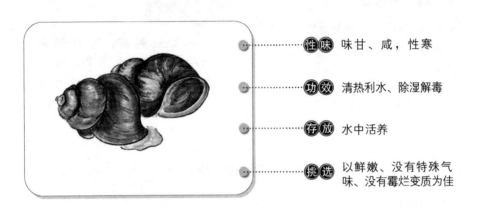

性味 味甘、咸，性寒

功效 清热利水、除湿解毒

存放 水中活养

挑选 以鲜嫩、没有特殊气味、没有霉烂变质为佳

食物功效：清热利水、除湿解毒。

食用宜忌：田螺与黄酒两者同食可辅助治疗湿热黄疸、小便不利和Ⅱ型糖尿病。田螺和葡萄酒搭配食用，具有除湿解毒、清热利水之功效，对痔疮、脱肛、子宫脱垂、胃酸过多有较好的辅助疗效。

寒性的田螺遇上滑利的木耳，不利于消化。因此，田螺与木耳最好不要同食。田螺和猪肉搭配食用伤人肠胃，易致脱发。

螺肉不宜与中药蛤蚧、西药土霉素同服；不宜与牛肉、羊肉、蚕豆、猪肉、蛤、玉米、冬瓜、香瓜、葡萄、柿子、木耳及糖类同食；吃螺不可饮用冰水，否则会导致腹泻。

食用田螺对狐臭有显著疗效。

温馨提示：10月前后，田螺壳薄肉厚，螺身浑圆，肉质嫩滑甘美，螺掩宽大，且极易吮吸离壳，吃起来特别美味爽口，是品尝田螺的最佳季节。

烹饪前，田螺必须先浸泡一夜，使田螺体中的泥沙全部吐干净。

‖ 食疗偏方 ‖

 田螺酒

原料：田螺肉 100 克，黄酒约 200 毫升。

做法：田螺肉捣烂，用黄酒微炖后，过滤取汁饮。

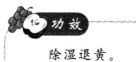 功效

除湿退黄。

‖ 特色食谱 ‖

 焖田螺

原料：活田螺 750 克，泡红辣椒、糖色各 25 克，酱油 30 克，白糖 45 克，精盐 5 克，胡椒粉 2 克，绍酒、葱段各 20 克，香菜叶、姜片各 15 克，大料、桂皮各 5 克，上汤 200 克，花生油 50 克。

做法：将活田螺外壳青苔、污物冲洗干净，放入清水中养 1 天，使之吐尽泥沙，剪去尾壳尖，再以清水冲洗干净，下入漏勺沥尽水。将泡红辣椒去蒂、籽，切成马耳节；锅炙好，下入花生油烧至五成热，下入葱段、姜片、泡红辣椒节、大料、桂皮爆香，烹入绍酒，下入田螺，加入酱油、糖色、白糖、精盐、胡椒粉、上汤，烧开，改以中火爆 15 分钟，以旺火翻炒将汁收浓，翻炒爆匀起锅，捡去葱段、姜片、大料、桂皮，盛入盘中，撒上香菜叶即成。与牙签同上。

功效

咸甜并重，鲜香醇厚，具有除湿解毒、清热利水的功效。

海参 补肾益精，养血润燥

　　海参又名刺参、海鼠、海黄瓜等，是一种名贵的海产动物。海参肉质软嫩，营养丰富，是典型的高蛋白、低脂肪食物。是中国四大名菜（猴头、燕窝、熊掌、海参）之一。

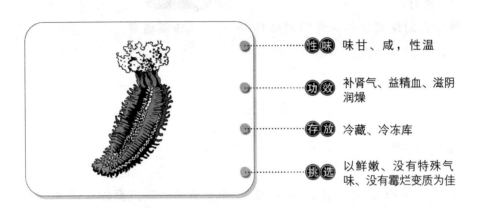

性味 味甘、咸，性温

功效 补肾气、益精血、滋阴润燥

存放 冷藏、冷冻库

挑选 以鲜嫩、没有特殊气味、没有霉烂变质为佳

　　食物功效：补肾气、益精血、滋阴润燥。

　　食用宜忌：海参与枸杞子搭配食用，具有补肾益气、养血润燥的功效。海参和木耳搭配食用，可滋阴养血、润燥滑肠，适用于产妇血虚津亏、大便燥结者食用。

　　温馨提示：涨发好的海参应反复冲洗以除残留化学成分，适合于红烧、葱烧、烩等烹调方法。

　　保管时注意：发好的海参不能久存，最好不超过3天，如是干货保存，最好放在密封的木箱中，防潮。

‖ 食疗偏方 ‖

海参羊肉汤

原料：海参50克，羊肉250克，生姜、葱、胡椒末、食盐各适量。

做法：海参以 40℃ 温水泡软后，剪开参体，除去内脏，洗净，再用开水煮 10 分钟左右，取出后连同水倒入碗内，泡 2～3 小时。羊肉洗净，去血水，切成小块，加水适量（约 50 毫升），文火炖煮，煮至将熟，将海参切成小块放入同煮，再煮沸 15 分钟左右，加入生姜末、葱段、胡椒末及精盐即可。温食参肉，饮汤，或供餐用。

功效

养肾、益肾、养血功效尤为增强，实为滋补强壮佳品，产妇食之，复体之功妙不胜述。

‖ 特色食谱 ‖

葱烧海参

原料：水发海参 500 克，大葱 2 棵，姜 1 块（约 10 克），酱油 1 汤匙（15 毫升），白砂糖 2 茶匙（3 克），料酒 4 茶匙（20 毫升），鸡汤 300 毫升，盐 1 茶匙（5 克），水淀粉 2 汤匙（30 毫升），油 3 汤匙。

做法：将水发黄玉参用流动水冲洗去内外的泥沙，沥干水分后，斜刀切成 2 厘米宽、6 厘米长的小段；大葱取葱白部分，剥去外皮，切成 5 厘米长的小段。老姜切成片；在汤锅中加入适量热水，武火烧沸后将黄玉参段放入，再次烧沸后氽煮约 2 分钟，再捞出沥干水分待用；中火烧热炒锅中的油，待烧至五成热时，将大葱段和姜片放入，用中火慢慢煎至表面稍稍上色，再把大葱段和葱油分别沥出，挑出其中的姜片不用；锅中留底油，加入鸡汤、料酒、酱油、白砂糖和盐，武火烧沸后将氽好的黄玉参段和炸过的大葱段放入，用中火烧透入味，约 5 分钟；最后调入水淀粉，将汤汁收稠，再淋入备好的葱油即可。

功效

养血滋阴、益肾健脾。

紫菜 清热解烦，治疗结气

紫菜，又名紫英、索菜、灯塔菜等，多生长在浅海岩礁上，呈膜状，颜色有红紫、绿紫及黑紫的区别，但干燥后却均呈紫色，故名紫菜。汉代以前我国就有食用紫菜的记载，几千年来，紫菜一直被当做珍贵的海味之一，味道鲜美，深受人们的喜爱。紫菜中碘的含量很丰富，所以在古代就用于治疗因缺碘而引起的大脖子病，也就是现在所说的"甲状腺肿大"。

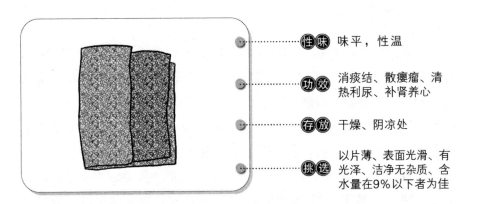

性味 味平，性温

功效 消痰结、散瘿瘤、清热利尿、补肾养心

存放 干燥、阴凉处

挑选 以片薄、表面光滑、有光泽、洁净无杂质、含水量在9%以下者为佳

食物功效：紫菜有消痰结、散瘿瘤、清热利尿、补肾养心的功效。

紫菜含有丰富的碘元素，对甲状腺肿大有很好的治疗作用。紫菜中还含有丰富的胆碱成分，有增强记忆的作用。

紫菜含有一定量的甘露醇，有很强的利尿作用，所以可作为治疗水肿的辅助食品。

紫菜中含有丰富的钙、铁元素，不仅可以治疗妇女儿童的贫血，而且可以促进儿童和老人骨骼、牙齿的生长和保健。

食用宜忌：紫菜适宜于所有人食用，尤其适宜于水肿、脚气、肺病初期、甲状腺肿大、心血管病和各类肿块、增生的患者食用。

腹痛便溏的人应忌食。

温馨提示：上等的紫菜以片薄、表面光滑、有光泽、洁净无杂质、含水量在9%以下者为佳。

为清除紫菜表面的污染和毒素，使用前应用清水充分泡发，并换一两次水。

‖ 食疗偏方 ‖

紫菜虾皮鸡蛋汤

原料：虾皮20克，紫菜10克，鸡蛋1个，黄酒、酱油、麻油、精盐、味精各适量。

做法：紫菜撕碎置汤碗中，虾皮用黄酒浸20分钟后加水适量煮10分钟，搅入打匀的蛋液，调味后冲入汤碗，滴上麻油即可。佐餐喝汤。

功效

补充钙、磷、碘等矿物质。有利于孕妇健康和胎儿生长发育。

‖ 特色食谱 ‖

三丝紫菜汤

原料：紫菜50克，熟笋、绿叶菜各40克，豆腐干2块，水发冬菇40克，酱油、姜末、精盐、味精、花生油、香油各适量，鲜汤1000毫升。

做法：将紫菜择净去杂质，用手撕成碎片；豆腐干、冬菇、熟笋均切成细丝；绿叶菜洗净，修齐待用。将炒锅置火上，油烧至七成热时，加入鲜汤、冬菇丝、笋丝、豆腐丝及紫菜，烧开，加入各种调料，最后加香油、绿叶菜烧开起锅，盛入汤碗中即可。

功效

清热利尿、软坚化痰。

海带 祛湿止痒，清热行水

海带又名昆布等，是生长在低温海水中的一种大叶藻类，它的形体柔韧似带，所以得名。海带营养丰富，不仅能够抑制甲状腺肿大，而且被公认为是一种抗癌食物，所以素有"长寿菜""海上之蔬""含碘冠军"的美誉，是一种保健长寿食品。日本妇女很少患乳腺癌，也与经常食用海带有密切的关系。

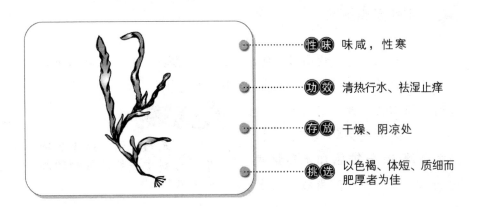

性味 味咸，性寒

功效 清热行水、祛湿止痒

存放 干燥、阴凉处

挑选 以色褐、体短、质细而肥厚者为佳

食物功效： 中医学认为，海带具有清热行水、祛湿止痒等功效，对于甲状腺肿大、肥胖病、高血脂、高血压、糖尿病、动脉硬化等多种疾病有很好的疗效。

海带中的碘极为丰富，有助于抑制甲状腺癌、乳腺癌等的发生。

海带所含的丰富的钙元素能降低人体对胆固醇的吸收，降低血压。

海带中含有的甘露醇能有效地降低颅内压、眼内压，减轻脑水肿，对乙性脑炎、急性青光眼以及各种脑水肿有很好的治疗效果。

食用宜忌： 一般人都可食用。

甲亢患者、怀孕及哺乳期的妇女忌食。

温馨提示： 海带以色褐、体短、质细而肥厚者为佳。

海带属于干菜类，需要浸泡清洗后食用，但不能久泡，否则碘、甘露醇等营养物质容易流失。

‖ 食疗偏方 ‖

 海带花生汤

原料：海带 30 克，花生 50 克，猪排骨 300 克，食盐、醋各适量。

做法：将海带、花生、排骨分别洗净备用。将排骨剁成小块；海带先用醋水浸泡 5 分钟，切成丝；花生用热水泡涨，去掉红皮。在锅内加水，先放入排骨、花生，旺火煮沸后去除水上浮沫，再加入海带丝，改用中火保持一定的沸度继续煮 1 小时，直至排骨熟透时加入食盐调味后即可食用。每日 1 剂，佐餐食用。

功效

海带、花生、猪骨三味配在一起有强身健体、补脑益智的功效。此汤富含促进生长发育的物质，尤适合青少年经常食用。主治贫血、五迟、五软等病症。

‖ 特色食谱 ‖

 糖醋海带

原料：水发海带 500 克，花生油 25 毫升，白糖 150 克，醋 75 毫升，料酒 15 毫升，酱油、精盐、葱姜末各少许。

做法：将海带洗净，然后一片一片叠好，卷成卷（卷不可太大，可卷成几个卷）。将炒锅置火上，放入花生油烧热，投入葱姜末，炸出香味后，放入酱油、料酒、精盐、白糖和适量的水，把海带卷放入锅内煮 20 分钟，转用微火炖。将汤炖浓时，放入醋即可。食用时切成丝或象眼片。

功效

清热行水，开胃，止痒。

其他类

甲鱼 滋阴壮阳，补肾生精

　　甲鱼，又称鳖、老鳖、团鱼、水鱼、鼋鱼，是人们喜爱的滋补水产佳肴。食用甲鱼以油菜花和桂花开时最为适宜，此时的甲鱼最为肥实丰满，所以民间有"菜花甲鱼"和"桂花甲鱼"之说。甲鱼还具有较高的药用食疗价值，肉、血、甲均可入药。

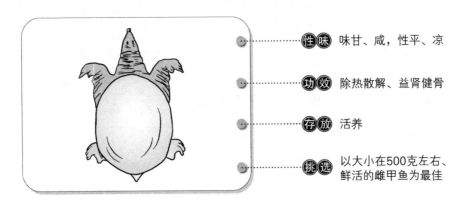

性味　味甘、咸，性平、凉

功效　除热散解、益肾健骨

存放　活养

挑选　以大小在500克左右、鲜活的雌甲鱼为最佳

　　食物功效：中医学认为，甲鱼味甘咸、性平凉，具有除热散解、益肾健骨的功效。

　　甲鱼亦有较好的净血作用，常食者可降低血胆固醇，因而对高血压、冠心病患者有益。

　　食甲鱼对肺结核、贫血、体质虚弱等多种病患亦有一定的辅助疗效。

　　食用宜忌：阳虚怕冷、肠胃功能虚弱、消化不良，特别是有胃炎的人应慎吃。

　　非肝脾肿大及肝炎合并性贫血的肝病患者、慢性肾炎、肾功能不全的人不宜食用甲鱼，以免引起昏迷。

　　失眠、孕妇及产后泄泻也不宜食，以免吃后引发胃肠不适等症或产生其他副作用。

温馨提示：以大小在 500 克左右、鲜活的雌甲鱼为最佳，不仅肉质厚实，味道也最美。

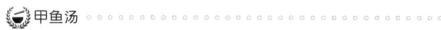

‖ 食疗偏方 ‖

🥣 甲鱼汤

原料：甲鱼 1 只（约重 500 克），枸杞子 30 克，山药 45 克，女贞子 15 克。

做法：将甲鱼宰杀，洗净取肉切块，女贞子用纱布包好，山药洗净切片，同枸杞子共入锅中，加水适量，共炖熟烂，弃药包饮汤食甲鱼肉，每日分 2 次食完，连用 3～5 天。

功效

补肝益肾。主治肝肾虚损，腰膝酸软，头晕眼花，遗精。

‖ 特色食谱 ‖

🥣 红烧甲鱼

原料：甲鱼 1 只（重约 300 克），大蒜 25 克，豆瓣酱 10 克，干红辣椒 2 根，花椒面、葱、姜、花生油、酱油、料酒、精盐、味精各适量。

做法：甲鱼杀后，放血，斩去爪尖、尾巴，用开水烫后刮去黑膜，用手抠掉甲壳，取出内脏，洗净，沥去水分，用刀将肉适当剁块。（如是冻甲鱼先化开，处理方法同上）蒜剥皮，与姜、葱一同洗净，姜、葱切片。干红辣椒（泡软）去籽，洗净，切段。锅上火放花生油烧热，下干辣椒、豆瓣酱炸至油红，放葱、姜炒香，再把甲鱼入锅煸炒，烹入料酒、酱油，添汤，把精盐、花椒面、味精一同放入烧开，改文火慢烧至甲鱼熟透，即可出锅装盘。

功效

本膳香味浓郁，营养丰富，常食可滋补强身，益寿延年。

墨鱼 壮阳健身，滋肝益气

墨鱼形状像皮囊，口在腹下，八足生在口的旁边。其背上只有一块骨头，厚三四分，像只小船，形状轻虚，非常白。有两条像飘带一样的须，很长。

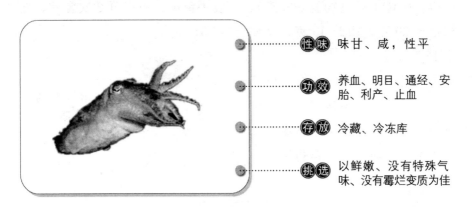

性味 味甘、咸，性平

功效 养血、明目、通经、安胎、利产、止血

存放 冷藏、冷冻库

挑选 以鲜嫩、没有特殊气味、没有霉烂变质为佳

食物功效：养血、明目、通经、安胎、利产、止血、催乳。

食用宜忌：墨鱼有滋肝肾、养血滋阴、益气等功效；黄瓜有排毒养颜的作用，两者搭配食用，具有清热利尿、健脾益气、健身美容的功效。银耳有滋阴补肾、强心健脑、润肺、降火、补气的作用；还可润肤养颜，并有祛除脸部黄褐斑、雀斑的功效，与墨鱼搭配食用，适用于肝肾不足或精神紧张、面生黑斑、腰膝酸痛等症。墨鱼与砂糖两者搭配食用，可治疗哮喘病。

墨鱼与茄子两者同食可引起霍乱。

脾胃虚寒的人应少吃；高脂血症、高胆固醇血症、动脉硬化等心血管病及肝病患者应慎食。

患有湿疹、荨麻疹、痛风、肾脏病、糖尿病、易过敏等疾病的人忌食。

温馨提示：1.墨鱼分切小块，更宜入味。

2.墨鱼体内含有许多墨汁，不易洗净，可先撕去表皮，拉掉灰骨，将墨鱼放在装有水的盆中，在水中拉出内脏，再在水中挖掉墨鱼的眼珠，使其流尽墨汁，然后多换几次清水将内外洗净即可。

‖ 食疗偏方 ‖

补骨脂墨鱼汤

原料：补骨脂 30 克，大枣 10 克，墨鱼 50 克，桑螵蛸 10 克，调料适量。

做法：将墨鱼泡发，洗净，切丝。将桑螵蛸、补骨脂水煎取汁，去渣，纳入墨鱼、大枣，同煮至墨鱼熟后。用食盐、味精、葱、姜等调服，每日 1 剂。

功效

用于阴虚血亏、月经量少或经闭。

‖ 特色食谱 ‖

墨鱼冬瓜粥

原料：墨鱼 150 克，冬瓜、粳米各 100 克，调料适量。

做法：粳米洗净煮粥，熟后放入墨鱼、冬瓜丁，煮一会儿后再加料酒、盐、味精、葱、姜、蒜、胡椒粉、麻油，稍煮即食。

功效

用于补脾益胃、利水消肿。主治肾炎、水肿、痔血。

鱿鱼 滋阴养胃，补虚润肤

鱿鱼属软体动物类，常成群游弋于深约 20 米的海洋中。目前市场看到的鱿鱼有两种：一种是躯干部较肥大的鱿鱼，名为"枪乌贼"；一种是躯干部细长的鱿鱼，名为"柔鱼"。

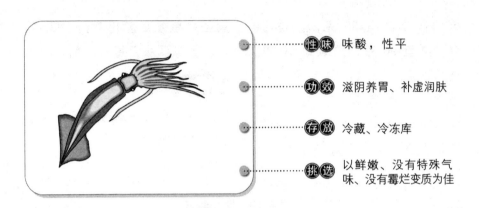

性味 味酸，性平

功效 滋阴养胃、补虚润肤

存放 冷藏、冷冻库

挑选 以鲜嫩、没有特殊气味、没有霉烂变质为佳

食物功效：滋阴养胃、补虚润肤。

食用宜忌：鱿鱼有滋阴养胃、补虚润肤的作用，与排毒养颜的黄瓜搭配食用，具有健脾益气、健身美容、减肥的功效。鱿鱼不易消化，而青椒中富含多种鱿鱼缺少的营养素，并含有膳食纤维，可均衡营养，帮助消化。

鱿鱼是高蛋白的食物，茶叶中的单宁酸与蛋白质结合，影响蛋白质的吸收。鱿鱼中钠的含量很高，若搭配上同样富含钠的番茄酱，多吃会加重肾脏负担。鱿鱼须煮熟透后再食，否则会导致肠道运行失调。

温馨提示：干鱿鱼发好后可以在炭火上烤后直接食用，也可汆汤、炒食和烩食。

‖食疗偏方‖

宫保鱿鱼

原料：鱿鱼2条，葱、红椒、豆瓣酱、醋、酱油、白糖、盐各适量。

做法：鱿鱼去头，洗净，切花刀，氽烫；红椒切段。将豆瓣酱、醋、酱油、白糖、盐调成料汁。油锅烧热，放入葱段，红椒炒香，加入鱿鱼卷，烹入料汁，翻炒至熟即可食用。

功效

滋阴养胃，补血润肤，对骨骼发育和造血有益。

‖特色食谱‖

木耳炒鱿鱼

原料：鱿鱼500克，水发木耳150克，蒜50克，食油、食盐、黄酒、白糖、酱油、姜、醋、味精、水淀粉各少许。

做法：鱿鱼用清水洗净，用刀斜切成片；蒜切片，姜切末。炒锅置旺火上，加油烧热，用姜末炸锅，加入鱿鱼翻炒几下，捞起放盘上待用。再加油烧热锅，将木耳炒几下加入鱿鱼，再翻炒几下，随后加黄酒、食盐、白糖、酱油。加适量水烧开，用水淀粉勾芡，加入味精拌匀即可。

功效

其丰富的蛋白质、铁质及胶原质可使皮肤嫩滑有光泽。

第六章

奶蛋类——益补为佳

奶类、蛋类是人体蛋白质的主要来源，是人体保持健康不可或缺的营养物质。奶类制品包括全脂奶、脱脂奶、酸奶等，主要为人体提供蛋白质、脂肪、糖类、钙、铁、镁、钾、钠及多种维生素；蛋类主要包括鸡蛋、鸭蛋、鹅蛋、鹌鹑蛋等，蛋类中含量最丰富的就是蛋白质，此外还有脂肪、维生素和矿物质等，其中，鹌鹑蛋素有『动物人参』的美称。

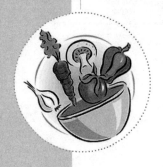

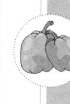

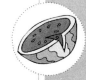

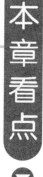

本章看点

◉ 奶类

　牛奶

◉ 蛋类

　鸡蛋→鸭蛋→鹌鹑蛋

牛奶 补虚损，益肺胃

牛奶又叫牛乳，牛奶中所含的蛋白质极为丰富，包括人体生长发育所需的全部氨基酸，几乎能全部被人体消化吸收，是其他食物无法比拟的。牛奶是世界通行的最佳营养品，为全世界人们所喜爱。

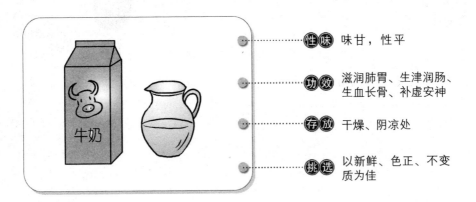

性味 味甘，性平

功效 滋润肺胃、生津润肠、生血长骨、补虚安神

存放 干燥、阴凉处

挑选 以新鲜、色正、不变质为佳

食物功效：中医学认为牛奶味甘性平，具有滋润肺胃、生津润肠、生血长骨、补虚安神的作用。

研究发现，喝牛奶的男子身材往往比较苗条，体力充沛，高血压的患病率也较低，脑血管病的发生率也较少。有"男饮牛奶，女饮豆浆"的说法。

食用宜忌：低脂奶适合中老年人、血压偏高人群及减肥人士。

高钙奶适合中等及严重缺钙的人，少儿、老年人、易怒、失眠者以及工作压力大的女性。

肾病患者、患有某些肠胃病的人不宜过多饮用牛奶。

温馨提示：牛奶选购以新鲜、色正、不变质的为好。

煮牛奶时要煮熟离火后再加糖，这是因为，高温下牛奶和糖发生反应，不利人体的吸收和利用。

　　加热时不要煮沸，也不要久煮，否则会破坏营养素，影响吸收。科学的方法是用旺火煮奶，奶将要开时马上离火，然后再加热，如此反复3~4次，既能保持牛奶的养分，又能有效地杀死奶中的细菌。

‖ 食疗偏方 ‖

🥣 牛奶全麦粥

原料：全麦片、白糖各50克，牛奶150毫升，精盐少量。

做法：麦片加水150毫升，浸泡30分钟以上，用文火煮15~20分钟，加牛奶、一小撮盐，再煮15分钟，加入白糖搅和后即可食用。温服。

功效

　　养心安神，润肺通肠，补气养血，促进代谢。主治产后气血两虚。

‖ 特色食谱 ‖

🍲 奶油萝卜汤

原料：白萝卜500克，香菜3克，精粉、黄油各25克，猪油15克，牛奶200毫升，精盐10克，鸡清汤1升，柠檬汁、芥末、胡椒粉、味精各少许。

做法：先将黄油入锅烧至二成热，调入面粉炒成淡黄色，加入牛奶，搅拌成牛奶面浆。将白萝卜切成小方块，拌上胡椒粉、精盐和干面粉渍片刻，用猪油煸炒，加鸡汤，用文火煮20分钟，加入调料，调入牛奶面浆、胡椒粉、芥末、香菜（切末）即可。

功效

　　滋阴润肺，安神补气。

附注 此汤色泽诱人，香气浓郁，味道鲜美，营养丰富，实乃汤中精品。

鸡蛋 滋阴润燥，健脑益智

鸡蛋被认为是营养丰富的食品，含有蛋白质、脂肪、卵黄素、卵磷脂、维生素和铁、钙、钾等人体所需要的矿物质，所以过去孕妇生产时的主要食品就是鸡蛋。鸡蛋含有人体需要的几乎所有的营养物质，故被人们称作"理想的营养库"，营养学家称之为"完全蛋白质模式"。

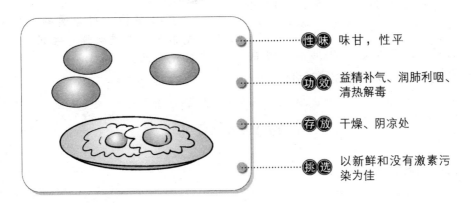

性味 味甘，性平

功效 益精补气、润肺利咽、清热解毒

存放 干燥、阴凉处

挑选 以新鲜和没有激素污染为佳

食物功效：中医学认为，鸡蛋具有益精补气、润肺利咽、清热解毒、滋阴润燥、养血息风的功效。

鸡蛋中含丰富的卵黄素和卵磷脂等，能健脑益智，促进青少年和婴幼儿的大脑及身体发育。

鸡蛋中含有较多的 B 族维生素和微量元素，可以分解和氧化人体内的致癌物质，具有防癌作用。

食用宜忌：鸡蛋一般人都适合食用，更是婴幼儿、孕妇、产妇、老人的理想食品。

患有高热、腹泻、肝炎、肾炎、胆囊炎的人应忌食鸡蛋。

温馨提示：鸡蛋一般以新鲜和没有激素污染为佳。

食用鸡蛋时宜与大豆、蔬菜以及牛奶一起食用，可以提高蛋白质的营养价值。

‖ 食疗偏方 ‖

🥣 鸡蛋冰糖银耳汤

原料：鸡蛋 2 只，冰糖 8 克，银耳 6 克。

做法：银耳煮烂熟，取鸡蛋清加水适量调匀，与冰糖水同煮沸，去沫，再与银耳调匀，每日一剂，连续服食。

功效

滋阴降压，益精补气，润肺利咽。适宜于阴虚高血压患者服食。

‖ 特色食谱 ‖

🥣 鸡蛋西红柿沙拉

原料：鸡蛋 3 个，葱头 20 克，西红柿 200 克，芹菜叶 2 克，青椒、红椒、芥末酱各 5 克，辣椒粉、熟菜油、糖、白醋、盐、胡椒粉各适量。

做法：把葱头、青椒、红椒、芹菜叶洗净，均切成末，加适量凉开水、盐、糖、白醋、辣椒粉、熟菜油、芥末酱、胡椒粉调匀，制成沙拉。将西红柿洗净，切片。鸡蛋煮熟，剥去蛋壳，切成片。每两片西红柿夹一片鸡蛋，整齐地码在盘中，浇上调好的沙拉即可。

功效

本菜酸辣利口，清香味美。具有润燥生津、清热解毒、养血美颜的功效。

鸭蛋 强壮体格，润肺美肤

鸭蛋是人们常见的一种蛋类食品，它的大小介于鸡蛋和鹅蛋之间，壳呈白色或稍带蓝色，壳质稍厚。鸭蛋的营养与鸡蛋相当。一般人们会把鸭蛋做成咸鸭蛋和松花蛋来吃，以减少它的腥味。

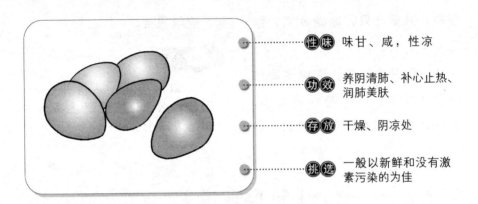

性味 味甘、咸，性凉

功效 养阴清肺、补心止热、润肺美肤

存放 干燥、阴凉处

挑选 一般以新鲜和没有激素污染的为佳

食物功效：中医学认为，鸭蛋味甘咸性凉，具有养阴清肺、补心止热、润肺美肤的功效。

鸭蛋中含有大量的蛋白质，有滋养身体、强壮体格的作用。

鸭蛋中所含的矿物质有益骨骼发育，并对贫血有预防的作用。

维生素 B_2 在鸭蛋中含量较高，因此，常吃鸭蛋能促进生长，保持头发、指甲、皮肤的健康。

经过碱化处理的松花蛋，有中和胃酸、清凉、降压的作用。

食用宜忌：最适宜于阴虚火旺的人食用。

鸭蛋性偏凉，因此脾阳不足、寒湿下痢的人要慎用。

鸭蛋的胆固醇含量也较高，不利于人体健康，有心血管病、肝肾疾病的人应少吃。

鸭蛋腥气较重，不宜吃得过多，吃的时候要加入一些醋和姜末以减轻腥味。

松花蛋不宜多吃，以防造成人体积蓄性铅中毒。

温馨提示：鸭蛋一般以新鲜和没有激素污染的为好。

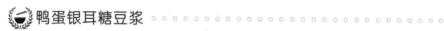

║ 食疗偏方 ║

🏆 鸭蛋银耳糖豆浆

原料：鸭蛋1个，银耳3个，白糖适量，豆浆500毫升。

做法：鸭蛋打在碗内搅匀，银耳泡开。煮豆浆时，放入银耳，煮好时，放入鸭蛋，加糖。饮浆吃银耳蛋花。

> **功效**
>
> 滋阴润肺胃，止咳清咽，化痰止渴。适用于肺虚所致的咳嗽、肺结核阴虚有热者。

║ 特色食谱 ║

🏆 熘松花蛋

原料：松花蛋3个，酱油、料酒、醋、盐、味精、葱丝、蒜片、姜水、干面粉、水淀粉、毛汤各适量，花生油500毫升(约耗50毫升)。

做法：将松花蛋剥去外皮，切成月牙形块6块，放入面粉内滚上一层面粉。取碗1个，放入葱丝、蒜片、姜水、酱油、醋、盐、味精、水淀粉及适量毛汤，对成芡汁。旺火坐勺，放油烧至五六成热，将包匀面粉的松花蛋再挂上一层水粉浆，下油勺炸至金黄色、挺实即可，倒入漏勺，沥净油。原勺放回火上，加底油，倒入调味芡汁，炒成稠卤汁时，倒入炸好的松花，轻轻颠勺拌炒，使卤汁均匀地包在松花蛋上，加明油，出勺，装平盘即可。

> **功效**
>
> 本菜色泽美观，外酥里嫩，别具风味。具有润肺滋阴、益肤补血的功效。

鹌鹑蛋 补五脏，实筋骨

食物本草养生治病一本通

鹌鹑蛋与鹌鹑肉一样，历来都是食物中的珍品，且具有很高的药用价值，古代为帝王将相食用，故有"宫廷珍贵食品"之称。鹌鹑蛋外壳为灰白色，并杂有红褐色或紫褐色的斑纹。优质蛋色泽鲜艳，壳硬；蛋黄呈深黄色，蛋白黏稠。

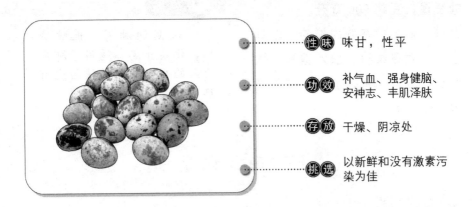

性味 味甘，性平

功效 补气血、强身健脑、安神志、丰肌泽肤

存放 干燥、阴凉处

挑选 以新鲜和没有激素污染为佳

食物功效：补气血、强身健脑、安神志、丰肌泽肤。

食用宜忌：鹌鹑蛋中所含的丰富卵磷脂和脑磷脂是高级神经活动不可缺少的营养物质；银耳具有补脑强心的作用，两者同食，强精补肾、健脑强身的功效更为明显，对贫血、营养不良、心脏病等患者都有补益作用。鹌鹑蛋具有补血、养神、健肾、益肺的作用，与补气养血的红枣搭配食用，可治疗女子贫血、脸色苍白等症。桂圆具有补益心脾、养血宁神、补精益智等功效，与鹌鹑蛋搭配食用，可以补益肝肾、养心和胃。

鹌鹑蛋中的蛋白质遇到柑橘里的果酸会快速形成块，不仅影响人体的消化吸收，甚至还会引起腹胀、腹泻。

温馨提示：1.多吃鹌鹑蛋有较好的护肤、美肤作用。

2.6岁以下的幼儿可以选择吃鹌鹑蛋，每天3～4个为宜，鹌鹑蛋中磷脂的含量较高，有助于孩子的大脑发育。

3.老年人不宜吃鹌鹑蛋，因为其中所含的胆固醇高。

4.鹌鹑蛋以蒸或煮的方式吃最好，消化吸收率较高。

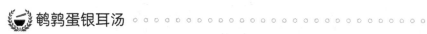
‖食疗偏方‖

鹌鹑蛋银耳汤

原料：银耳10克，鹌鹑蛋4个，冰糖25克。

做法：银耳发透撕碎；鹌鹑蛋煮熟剥皮；冰糖打碎。银耳放入锅中，加水适量，用武火烧沸，再用文火炖煮至熟烂，加入鹌鹑蛋、冰糖即可食用。

功效

强精补肾，益气养血，对贫血、营养不良、神经衰弱者均有补益作用。

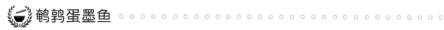
‖特色食谱‖

鹌鹑蛋墨鱼

原料：鹌鹑蛋5枚，墨鱼50克，调味品适量。

做法：将鹌鹑蛋煮熟，去壳备用。墨鱼洗净，泡软，去骨，切片勾芡；锅中加清水适量煮沸后，下葱、姜、椒、盐、料酒、酱油及墨鱼片，武火沸后，转文火煮至鱼熟后，下鹌鹑蛋及味精，再煮一两沸即成。

功效

可滋阴养血、调补肝肾，适用于肝肾阴虚、阴液不足所致的月经量少、手足心热、头晕目眩、耳鸣心悸、失眠多梦者。

第七章

调料类——调和五味

美国国家健康与医学研究委员会研究发现，每天吃一瓣大蒜能有效降低胆固醇，还能降血压。生活中，各种各样的调味品不仅刺激着人们的味蕾，还发挥着不小的医用功效呢！这也让所有不知道「真相」的人们大吃一惊：生姜治呕吐，大蒜降血压，辣椒增食欲，八角助消化。掌握了调味品的这些常识，就可以利用它为我们的健康贡献力量啦！

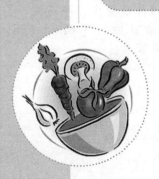

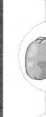

本章看点 ▼

● 人工配制

　　盐→酱油→醋→食糖→料酒→芝麻油

● 天然调料

　　辣椒→葱→姜→大蒜

盐 清污解毒，治肝顺胃

盐又叫食盐、盐巴，按照盐的来源可把盐分为海盐、湖盐、井盐和矿盐，它是人们生活中必不可少的最重要的一种调料。梁代名医陶弘景曾说："五味之中，唯此不可缺。"人们餐餐都少不了它，有"百味之王"的美称。

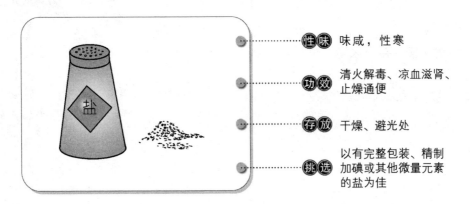

性味 味咸，性寒

功效 清火解毒、凉血滋肾、止燥通便

存放 干燥、避光处

挑选 以有完整包装、精制加碘或其他微量元素的盐为佳

食物功效：中医学认为，盐味咸性寒，具有清火解毒、凉血滋肾、止燥通便的功效。

食盐渗透力强，可以解腻，除膻去腥，并能使食物保持原来的本味。盐能抑制和杀死食物中的细菌，用来腌制食物还能防变质。

盐是构成胃液基本的物质，它能"激活"胃蛋白酶原，用于分解蛋白质，使食物易于消化。

用盐水可以促进全身皮肤的新陈代谢，防治某些皮肤病，起到较好的自我保健作用。

食用宜忌：盐几乎适用于所有的人，只是不能过量食用。

特别是儿童不宜过多食盐，养成少吃盐的习惯越早对健康越有益。

有高血压的人要限制食盐的食用量。

温馨提示：以购买有完整包装、精制加碘或其他微量元素的盐为好。

长期过量食用食盐则容易发生高血压、心脏病、动脉硬化、肾脏病和白内障等疾病。

吃盐过少，如低于 5 克/日会损害记忆力。

‖食疗偏方‖

盐腌白萝卜

原料：白萝卜、食盐各适量。

做法：取白萝卜切片，晾干，以 1/10 量的食盐，腌渍数日，贮存即可。

功效

清热解毒，利咽润肺。适用于慢性咽炎患者。

‖特色食谱‖

盐水花生

原料：花生 500 克，花椒 10 克，精盐 5 克，桂皮 10 克，葱段 2 根，姜块 2 个。

做法：花生淘洗干净，放入水中浸泡一昼夜，再冲洗一下，沥尽水分。锅内放入花生、花椒、桂皮、葱、姜及清水适量，上旺火烧沸后，改文火，将其焖酥，加入精盐调味后，略烧，即可起锅。

功效

延年益寿。主治肺结核、贫血、溃疡、高血压、高血脂、血小板性紫癜、产后少乳、脚气。

酱油 解热除烦，调味开胃

酱油又称酱汁，俗称豉汕，是用豆饼、黄豆、小麦、麸皮、食盐和水为原料，通过制曲和发酵等程序酿制而成的一种有咸、甜、鲜、酸、苦五味的调味品，酱油一般有老抽和生抽两种：老抽较咸，用于提色；生抽用于提鲜。

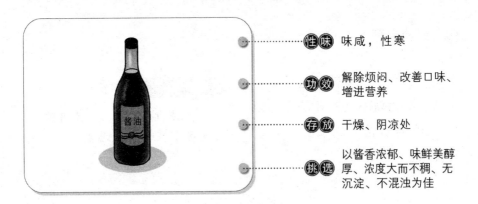

性味 味咸，性寒

功效 解除烦闷、改善口味、增进营养

存放 干燥、阴凉处

挑选 以酱香浓郁、味鲜美醇厚、浓度大而不稠、无沉淀、不混浊为佳

食物功效：中医学认为，酱油味咸性寒，具有解除烦闷、改善口味、增进营养的作用。

酱油含有异黄醇，这种特殊物质能降低人体胆固醇，降低心血管疾病的发病率。

有研究指出酱油中含有大量的天然抗氧化的物质，它有助于减少自由基对人体的损害，具有抑制癌症发展的作用。

食用宜忌：大众化调味品，一般人都适合食用。

服用治疗血管疾病、胃肠道疾病的药物时，禁止食用用酱油烹制的菜肴，以免引发恶心、呕吐等副作用。

温馨提示：以鲜艳的深红褐色或棕褐色、酱香浓郁、味鲜美醇厚、浓度大而不稠、咸淡适中、无沉淀、不混浊、无霉花浮沫的为优。

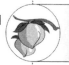

酱油不要入锅过早，以免养分受破坏，应在菜肴将要出锅时加入略炒即可。

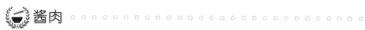
‖ 食疗偏方 ‖

酱醋羊肝

原料：羊肝 500 克，酱油、醋、糖、黄酒、姜、葱、芡粉汁、油各适量。

做法：羊肝洗净，切片，外裹芡粉汁，待用。炒锅置武火上，放油适量，烧至八成热时，下羊肝爆炒，烹以酱油、醋、糖、黄酒、姜、葱等调料，熟后即可。可佐餐。

> **功效**
>
> 养肝明目。是春季的保健食疗药膳。

‖ 特色食谱 ‖

酱肉

原料：生肉 5000 克，盐 400 克，茴香、桂皮各 15 克，葱段 80 克，酱油 150 毫升，白砂糖 50 克，绍酒 20 毫升，生姜片 15 克，花椒 2 克，火硝 10 克。

做法：先将肉切成长方形块，然后将肉洒上盐卤水腌制。腌制时间视气候情况而定。温度较低时，需用 3 天左右，温度较高时 1 天即可。腌后用清水清洗净盐卤，再进行烧制。锅内放入上述各种调料。如有老汤放入更好，先将老汤烧开，再放肉和各种调料，用竹架将肉压在汤下面，汤要没过肉 3 厘米左右，待烧透后，再放料酒，同时改用文火烧煮，但锅内温度须保持在 70～80℃ 之间，经 3～4 小时，即成为酱肉。

> **功效**
>
> 酱肉食之鲜美，又有食疗功效。可补虚损，美颜色。

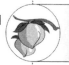

醋 消食开胃，杀菌散瘀

食醋，古时称为醯，也称酢、苦酒、"食总管"等，其主要由高粱米、大米、酒糟发酵制成。在我国至少已有3000多年的食用历史。醋的种类很多，其中以醋和陈醋为日常食用的主要醋型。

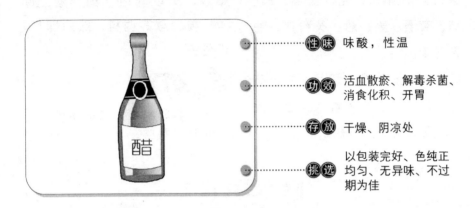

性味 味酸，性温

功效 活血散瘀、解毒杀菌、消食化积、开胃

存放 干燥、阴凉处

挑选 以包装完好、色纯正均匀、无异味、不过期为佳

食物功效：活血散瘀、解毒杀菌、消食化积、开胃。

食用宜忌：醋可以促进食欲、帮助消化；姜可健胃消食、促进食欲；两者搭配，还可以缓解恶心、呕吐的症状。吃松花蛋时加点醋，可以中和松花蛋中的碱性物质，减少对肠胃的损害。

青菜中的叶绿素在酸性条件下加热极不稳定，其分子中的镁离子可能被酸中氧离子取代，而生成一种黯淡无光的橄榄脱镁叶绿素，使其营养价值大大降低。因此，烹炒青菜时不要放醋。木耳菜的营养成分在醋酸的作用下会被破坏，使得营养价值降低，因此，两者不宜搭配。

温馨提示：1.洗澡时，可在水中放点醋浸浴，浴后会使肌肉放松，疲劳消除，皮肤光滑。

2.陶瓷器皿污渍，可用醋与盐的混合液清洗。新买的锅用醋洗净，则煎鱼不粘锅。

3.初患脚气的人，若将患部浸泡于少许醋与40℃热水的混合液中约15分钟，持续2周即见成效。

4.进餐时，鱼刺、肉骨若扎（卡）在咽喉处，可用醋煎中药威灵仙，以此煎剂洗漱咽喉部，可使骨软化而不致发生危险。

‖食疗偏方‖

🥣 醋泡花生

原料：花生米、生菜、香干、香醋（镇江）、白糖、香油、酱油、小葱各适量。

做法：将花生米用油炸熟。将生菜洗净切丝，香干切丁，小葱切末。取一器皿放入香醋、白糖、香油、酱油、小葱搅匀调成汁待用。取一个喇叭形的碗，生菜丝、香干丁垫底，放上炸好的花生米，再倒入调好的汁拌均匀即可食用。

功效

降低血压、软化血管、减少胆固醇的堆积，但需注意的是，食用要适量，最多十几粒，吃后一定及时漱口，否则对牙齿不利。

‖特色食谱‖

🥣 醋溜白菜

原料：白菜帮6片，干红辣椒3个，醋、酱油、糖、盐、味精、花椒各适量。

做法：白菜切好备用，锅内放适量油烧至十成热爆香花椒、辣椒，放入白菜炒匀，依次放入醋、酱油、糖，炒至白菜入味，最后放入味精、盐拌匀出锅即可。

功效

此菜酸甜可口，有助于开胃消食，润肠排毒。

食糖 和胃润肺，活血散寒

糖是人们日常膳食中必不可少的调味品之一，食糖是食用糖的简称，包括的品种较多，但人们日常食用的主要是白糖、红糖和冰糖三种，它们是主副食品在烹饪中经常选用的重要的甜味调料。它们都是由甘蔗和甜菜中提取出来的，都属于蔗糖的范畴。白糖性平，纯度较高；红糖性温，杂质较多；冰糖则是糖的结晶。

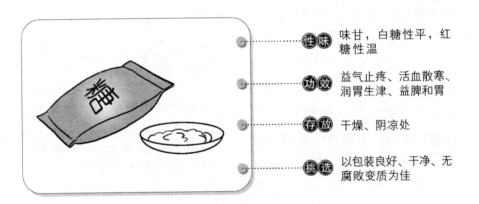

性味 味甘，白糖性平，红糖性温

功效 益气止疼、活血散寒、润胃生津、益脾和胃

存放 干燥、阴凉处

挑选 以包装良好、干净、无腐败变质为佳

食物功效：中医学认为，红糖味甘性温，具有益气止疼、活血散寒的作用；白糖味甘性平，具有润胃生津、益脾和胃的作用；冰糖味甘性平，具有养阴生津、润肺止咳的作用。

食用适量的白糖有助于提高机体对钙的吸收，过多则起相反的作用。

红糖相对来说杂质较多，但是它的营养价值要高，妇女因受寒体虚所致的痛经等症或是产后喝些红糖水往往效果显著。红糖对老年体弱，特别是大病初愈的人，还有极好的疗虚进补作用。另外，红糖对血管硬化能起一定的治疗作用。

冰糖对肺燥咳嗽、干咳无痰、咯痰带血都有很好的食疗作用。

食用宜忌：一般人都可食用。患糖尿病的人不能食用。

阴虚内热者不能过多食用红糖。

温馨提示：以包装良好、干净、无腐败变质的为佳。

糖类多食无益，孕妇和儿童更不宜过多食用白糖。孕妇适合食用红糖，一般以食用半月为佳。

吃糖后要注意及时清洁牙齿，以免产生牙疾。

久存的食糖容易生螨虫，要沸煮后再食用。

‖ 食疗偏方 ‖

冰糖燕窝蒸雪梨

原料：雪梨1个，燕窝5克，冰糖10克。

做法：先用温水泡开燕窝，拣去毛，雪梨切成两半去心，纳入燕窝及冰糖，并用竹签将梨插合好，蒸熟食之。每日早晨食用，宜连服数剂。

功效

有滋养润肺、化痰止咳之功效。主治老年痰嗽，见有阴虚肺燥、咳嗽气喘、吐痰不利、咽喉干燥或短气乏力等症。

‖ 特色食谱 ‖

黄芪橘皮红糖粥

原料：黄芪30克，橘皮末3克，粳米100克，红糖适量。

做法：将黄芪洗净，放入锅内，加适量清水煎煮，去渣取汁。锅置火上，放入粳米、黄芪汁和适量清水煮粥，粥成加橘皮末煮沸，再加入红糖调匀，即可食用。

功效

该粥有益气摄血的作用，可用于防治妇女产后气虚不能摄血，恶露色淡质稀，淋漓不断，神疲乏力。

料酒 活血驱寒，去腥膻味

　　料酒，就是专门用于烹饪调味的调味酒，料酒在中餐的制作中，主要指黄酒或是添加了其他调味料的黄酒，它的应用范围十分广泛，尤其是在制作肉类菜肴时也是不可缺少的调料。料酒在我国的应用已有上千年的历史，日本、美国、欧洲的某些国家也有使用不同料酒的习惯。

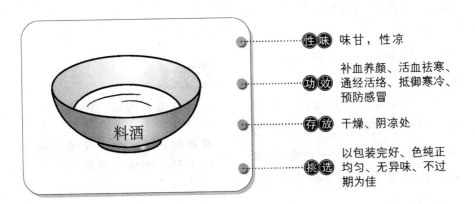

料酒

性味 味甘，性凉

功效 补血养颜、活血祛寒、通经活络、抵御寒冷、预防感冒

存放 干燥、阴凉处

挑选 以包装完好、色纯正均匀、无异味、不过期为佳

　　食物功效：温饮黄酒，可以帮助血液循环，促进新陈代谢，具有补血养颜、活血祛寒、通经活络、能有效抵御寒冷刺激、预防感冒。黄酒还可作为药引子。

　　适量的黄酒在烹饪中可起到祛腥膻、解除油腻的作用。

　　黄酒用于烹饪不仅使菜肴的营养增加，还能使菜肴增添鲜味，增进食欲。

　　在烹饪肉、禽、蛋等菜肴时，黄酒能渗透到组织的内部，溶解微量的有机物，从而使菜肴质地松嫩。

　　食用宜忌：一般人均可食用。

　　黄酒一般不直接饮用，主要用来做菜。

　　温馨提示：以包装完好、色纯正均匀、无异味、不过期的为好。

不宜在夏季使用。

‖食疗偏方‖

酒发鱼

原料：大鲫鱼数条，神曲、红曲、胡椒、川椒、茴香、干姜各25克，炒盐50克，酒渣少许，酒适量。

做法：鲫鱼除去鳞、鳃、内脏及鳍、尾，不用水洗，用酒渣洗，然后用布抹干。用布绑在筷子头上，细细擦抹里面。把神曲、红曲、胡椒、川椒、茴香、干姜研成末，和盐一齐塞入鱼腹内少许。坛底放一层调料，然后放鱼，上面再加调料。坛口用泥封好，1个月后翻一下，入好酒浸满，再拿泥封严坛口。3个月后可取出食用。佐餐食用。

功效

健脾消食，温中散寒。

‖特色食谱‖

黄酒烧鸡块

原料：公鸡1只（约500克），料酒150毫升，色拉油30毫升，葱、姜各15克，酱油、精盐、味精各适量。

做法：鸡块洗净，切成适当大小的条形块；葱、姜切片备用。在炒锅中放油适量，烧热后，放入葱片、姜片、鸡块煸炒，随后把料酒、精盐、味精和酱油下锅，加入2杯开水，烧开后，撇去浮沫，转文火慢烧，待鸡块烧烂，汤汁收浓即可。

功效

本膳酒香浓郁，鸡肉细嫩，味美鲜香。具有御寒活血、疏经通络的功效。

芝麻油 延缓衰老，润肠通便

芝麻油又称香油、麻油、小磨油等，它是由芝麻子压榨后提炼得到的油料，色泽金黄，香味诱人，是油类中唯一一种生熟皆能用的油料，它是各类食用油中的佼佼者。芝麻有黑、白两种，食用以白芝麻为好，白芝麻的含油量比黑芝麻要高，补益药用则以黑芝麻为佳。日常生活中，人们除了食用芝麻油外，还用芝麻来制作成芝麻酱。

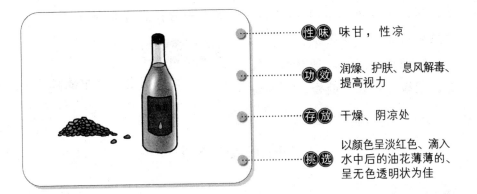

性味 味甘，性凉

功效 润燥、护肤、息风解毒、提高视力

存放 干燥、阴凉处

挑选 以颜色呈淡红色、滴入水中后的油花薄薄的、呈无色透明状为佳

食物功效：中医学认为，芝麻油味甘性凉，有清洁动脉血管、润燥、护肤、息风解毒和提高视力的作用。

芝麻油具有浓郁的清香气味，能促进食欲，增强对营养素的吸收。其中所含大量的维生素 E 具有优异的抗氧化作用，减少体内脂肪的积累，可以软化血管和保持血管的弹性，有保肝护心、延缓衰老和抗癌的功效。

黑芝麻含有丰富的生物素，对身体虚弱、早衰而导致的脱发效果最好，对药物性脱发、某些疾病引起的脱发也会有一定疗效。

芝麻酱含铁量极高，对偏食厌食的调整有一定的积极作用，还能纠正和预防缺铁性贫血。芝麻酱中含钙量比蔬菜和豆类都高得多，经常食用对骨骼、牙齿的生长发育都大有好处。

芝麻油中的卵磷脂润肤、增加皮肤弹性、祛老年斑，还有润肠通便的作用。

食用宜忌：一般人都可以食用。

食用过多，不易消化和吸收，会使胆汁和胰腺分泌过多，从而引发疾病。

每天可以食用一些，大量食用容易腹泻。

温馨提示：以颜色呈淡红色，滴入水中后的油花薄薄的，呈无色透明状的为真正的芝麻油。

芝麻油与动物油按 1∶2 的比例搭配食用更利于健康。

‖食疗偏方‖

🥣 香油蜜膏

原料：香油 100 毫升，蜂蜜 200 克。
做法：上二味分别用文火煮至沸，停火晾温，将二者混合调匀即可。每日 2 次，每次服 1 汤匙。

功效

　　安胎。主治先兆流产之漏血。

‖特色食谱‖

🥣 香油炒羊肝

原料：羊肝 60 克，香油 30 毫升，盐少许。
做法：将羊肝切片，锅内放入香油烧至八成热，下肝及盐翻炒即成。

功效

　　润肺止咳。主治久咳不止。

辣椒 活血，杀菌，消食

　　辣椒，又名尖椒、海椒等，有辣、甜两种，甜辣椒个大、色青、皮厚，可以作为蔬菜食用，辣椒个小、色红、皮薄，是许多人都喜爱的调味品。干红辣椒是全世界人们都不可缺少的调味品，印度人称辣椒为"红色牛排"；墨西哥人将辣椒视为国食。

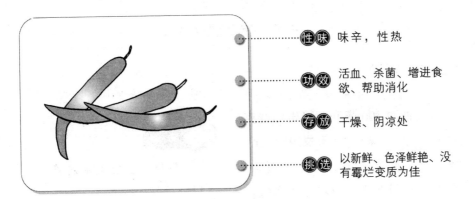

性味　味辛，性热

功效　活血、杀菌、增进食欲、帮助消化

存放　干燥、阴凉处

挑选　以新鲜、色泽鲜艳、没有霉烂变质为佳

　　食物功效：中医学认为，辣椒性热味辛，有活血的功效。能增进食欲，帮助消化，并有杀菌的作用。

　　辣椒可以控制心脏病及冠状动脉硬化，降低胆固醇。包含有较多抗氧化物质，可预防癌症及其他慢性疾病；可用以治疗咳嗽、感冒。

　　辣椒含有隐黄素、辛辣红素等物质，能够预防风湿性关节炎、风湿热等症，可以改善怕冷、冻伤、血管性头痛等症状。

　　辣椒还含有一种特殊物质，能加速新陈代谢以达到燃烧体内脂肪的效果，从而起到减肥作用。

　　食用宜忌：一般健康人都可以食用。

　　有痔疮、高血压、眼疾等内热者不宜食用。患有火热病症或阴虚火旺、高血压、肺结核的人也应慎食。

辣椒性热，食用过量反而危害人体健康。不仅不会抑制肿瘤，反而增加结肠炎的发病率。

　　温馨提示：辣椒以新鲜、色泽鲜艳、没有霉烂变质的为上品。

　　烹调青辣椒时要掌握火候。由于维生素 C 不耐热，易被破坏，在铜器中更是如此，所以避免使用铜质餐具。

　　在烹调有膻腥味的牛羊肉、鱼类以及禽类肉食食品时，一般要放进适量的辣椒。

‖食疗偏方‖

🏅辣椒叶鸡蛋汤

原料：新鲜辣椒叶 60～90 克，鸡蛋 2 个。

做法：先将鸡蛋去壳入锅后用花生油煎黄，再加入清水一碗半，放入辣椒叶同煮汤，用食盐少许调味，佐膳。食蛋饮汤。

> **功效**
>
> 　　驱寒，止痛，养血。主治虚寒性胃痛，不时嗳气，口淡、涎沫多而清稀。

‖特色食谱‖

🏅辣椒炒苦瓜

原料：鲜嫩苦瓜、青辣椒各 300 克，香油 60 毫升，精盐 10 克，味精 3 克。

做法：将苦瓜洗净，切成两半挖去瓤，斜切成厚片。青椒去蒂、籽，洗净，切片。炒锅置火上，不放油，用文火分别将苦瓜片、青椒煸去水分，倒出。锅洗净烧热，放入香油，下青椒、苦瓜片煸炒，再放入精盐、味精炒匀，盛入盘内即可。

> **功效**
>
> 　　本菜苦辣鲜香，是人们饭桌上常食的下饭菜肴。具有活血泻毒、增进食欲的功效。

葱 明目补气，通利肠道

葱是人们喜爱的调味品，上部为青色的葱叶，下部为白色的葱白。北方以大葱为主，多用于煎炒烹炸，南方多以小葱为主，一般都是生食或拌凉菜用。它不仅可作为调味之品，有特殊的香味，能去羶、腥膻等油腻厚味及各种异味；而且能防治疫病，有很强的杀菌作用，可谓佳蔬良药。

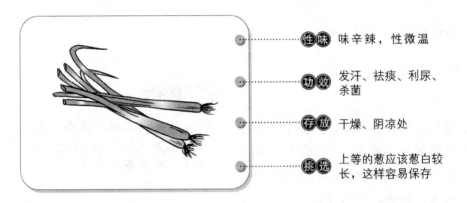

性味 味辛辣，性微温

功效 发汗、祛痰、利尿、杀菌

存放 干燥、阴凉处

挑选 上等的葱应该葱白较长，这样容易保存

食物功效：中医学认为，葱有发汗、祛痰、利尿、杀菌作用。可治疗感冒。

葱中含丰富的维生素C，能舒张小血管，促进血液循环，降低血脂。

葱可降低胃液内的亚硝酸盐含量，能预防胃癌及多种癌症。

葱能降低胆固醇，预防呼吸道和肠道传染病。

葱含有具刺激性气味的挥发油和辣素，可以刺激消化液的分泌，增进食欲。

食用宜忌：一般人都可食用，从事脑力工作者更适宜。

患有胃肠等消化道疾病特别是有溃疡病的人不宜多食。

食用过多的葱有损视力。

葱与蜂蜜不可同食，容易引起痢疾。

温馨提示：上等的葱应该是葱白较长的，这样容易保存。葱叶不要轻易丢弃不用，因葱叶中含有丰富的胡萝卜素。

‖ 食疗偏方 ‖

🏆 葱豉粥

原料：葱白 50 克，淡豆豉 20 克，粳米 50 克，味精、精盐、香油、胡椒粉、姜末各适量。

做法：将葱白切成碎末，粳米用水淘洗干净。淡豆豉放入锅中，加 15 倍量水煎煮 20 分钟，倒出药液，再加同量水煎煮 20 分钟，倒出药液。合并两次药液，并用纱布过滤；粳米放入锅中，加入淡豆豉药液及适量清水，置炉子上用武火烧沸，再改用文火慢慢熬煮；熬煮至粥稠时，加入葱白末，再煮片刻，调入味精、精盐、胡椒粉、姜末。食用时加香油。每日 1～2 次。每次 1 碗，趁热食用，病愈后即停食。

功效

发汗解表，通阳解毒。主治伤风感冒、恶寒鼻塞、咽喉肿痛，以及二便不利、腹痛痢疾等症。

‖ 特色食谱 ‖

🏆 葱爆羊肉

原料：磨裆羊肉 200 克，大葱 100 克，花椒油、香油、精盐、料酒、酱油、醋、姜末、蒜末各适量。

做法：将肉洗净，顶刀切成薄片；将大葱切成蛾眉葱块。旺火热勺，加香油，烧热，将肉片、大葱、姜末、蒜末一齐下勺；随即把料酒、醋、酱油下勺，用手勺搅拌，颠炒，肉一变色，淋花椒油，出勺，装盘即成。

功效

本膳肉片鲜嫩，葱香扑鼻，别具风味。具有温中暖下、御寒补虚的功效。

姜 去痰止咳，健脾胃

姜又称生姜，原产东南亚，我国的种植史可追溯到战国以前，是一种极为重要的调味品。它可将自身的辛辣味和特殊芳香渗入到菜肴中，使之鲜美可口，味道清香，所以成为人们餐桌上一种重要的调味品。吃饭不香或饭量减少时吃上几片姜或者在菜里放上一点嫩姜，都能改善食欲，增加饭量，所以俗话说："饭不香，吃生姜。"姜一般很少作为蔬菜单独食用，不过它却是一味重要的中药材，有生发的作用，也是心血管系统的有益保健品。生姜是传统的治疗恶心、呕吐的中药，有"呕家圣药"之誉。

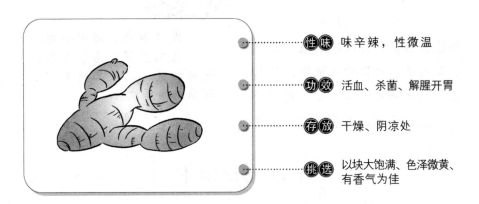

性味 味辛辣，性微温

功效 活血、杀菌、解腥开胃

存放 干燥、阴凉处

挑选 以块大饱满、色泽微黄、有香气为佳

食物功效：中医学认为，姜味辛辣性微温，具有解腥开胃的功能。生姜中含有的挥发油能够增强和加速血液循环，刺激胃液的分泌，兴奋肠胃，促进消化。

生姜还具有解毒杀菌的作用，能有效地抑制细菌，对阴道滴虫以及皮肤真菌有明显的抑制作用。

姜还具有促进血行、驱散寒邪的作用。着凉、感冒时不妨熬些姜汤，能起到很好的预防、治疗作用。

姜中含有的姜辣素对人体心血管中枢、心脏以及呼吸中枢等均有兴奋的作用，能使心跳加快，血管扩张，血流量加大，有利于改善心肌供血。

食用宜忌：所有人都可食用，但姜性温，不宜多食。

有内热者应慎用。

腐烂的姜能够产生一种毒性很大的有机物——黄樟素，能使肝细胞变性，甚至诱发肝癌及食道癌。

生姜性温，不宜多食，易导致口干、喉痛、损目、便秘等症状。

温馨提示：上等的姜以块大饱满、色泽微黄、有香气的为佳。

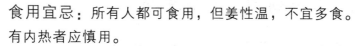

姜橘炖鲫鱼

原料：鲜鲫鱼1条（250克），生姜20克，橘皮10克，胡椒粉3克。

做法：鲫鱼洗净去鳃、鳞、内脏，将姜切片与橘皮、胡椒粉同纳鱼腹中，加水适量，用文火煨熟即成，用盐少许调味。佐餐。

功效

温中散寒，健脾和胃。主治脾胃阳虚所致的胃脘冷痛、食欲不振以及慢性腹泻等。

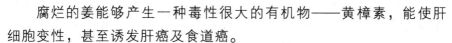

姜丝炒茼蒿

原料：茼蒿 500 克，生姜 200 克，精盐 3 克，植物油 50 毫升，味精 1 克。

做法：将茼蒿去老叶、根须，切成 5 厘米长的段，洗净。生姜去皮，洗净，切成细丝。将炒锅置旺火上，加入植物油，烧至七成热，下生姜丝略煸，迅速倒入茼蒿，加入精盐、味精煸炒至熟，最后盛入盘内即成。此菜亦可放入海米末、冬笋等作为配料。

功效

本菜色泽碧绿，鲜香可口，做法简便，是一道美味家常菜。有助于宽肠开胃、消食行气。利小便、消水肿。

大蒜 发散痈肿，杀菌解毒

大蒜，又名蒜头，是烹饪中不可缺少的调味品，南北风味的菜肴都离不开大蒜。大蒜原产欧洲南部及中亚细亚，大约是汉朝张骞出使西域后才引进中国的。大蒜可调味，增加菜肴及汤类的香味，因而是全世界范围内使用率最高的调味品之一；又能防病健身，被人们称誉为"天然抗生素"。

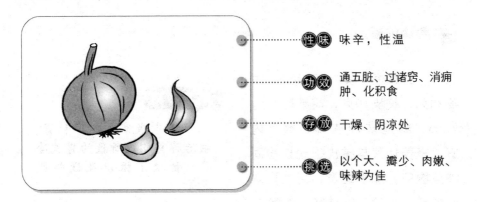

性味 味辛，性温

功效 通五脏、过诸窍、消痈肿、化积食

存放 干燥、阴凉处

挑选 以个大、瓣少、肉嫩、味辣为佳

食物功效：中医学认为，蒜有通五脏、过诸窍、消痈肿、化积食以及杀菌消食之功效。

大蒜中含有一种植物杀菌素，可以预防流感，防止伤口感染，治疗感染性疾病和驱除人体内的寄生虫。

大蒜具有明显的降血脂及预防冠心病和动脉硬化的作用，并可防止血栓的形成。

大蒜能保护肝脏，预防癌症的发生。

蒜中含有一种"蒜胺"，可促进葡萄糖转化成为更多的能量以满足大脑的需要，所以大蒜有健脑的作用。

大蒜还可以增强机体的免疫功能，延缓衰老。

食用宜忌：无消化道疾病者都可以食用。

不宜多食，容易伤害眼睛，甚至会引起贫血病的发生。

温馨提示：大蒜以瓣大、肉嫩、味辣的为优。

腌制大蒜不宜时间过长，以免破坏有效成分。

辣素怕热，遇热后很快分解，其杀菌作用降低。因此，预防和治疗感染性疾病应该生食大蒜。

吃完大蒜后嘴里会有辛辣味，只要嚼食少量茶叶，即可驱除。

‖ 食疗偏方 ‖

大蒜粳米粥

原料：大蒜头 30 克，粳米 100 克，猪油、食盐各适量。

做法：将大蒜头去皮，先放入开水中煮 1 分钟，捞出，放入粳米煮成稀饭，将熟时，将大蒜头重新放入粥中煮熟，熟后加适量猪油、食盐调味。佐餐食用。

功效

有止痢疾、降血压、抗癌作用。适用于急慢性痢疾、肺结核及中老年人高血压、动脉硬化症。

‖ 特色食谱 ‖

蒜泥拌豆角

原料：嫩豆角 250 克，大蒜 1 头，精盐、白糖、麻油、味精、香菜各少许。

做法：将大蒜剥去蒜衣，洗净，用刀拍碎，剁成蒜末。将嫩豆角择去两头，洗净，放沸水锅中烫熟（烫时不宜加锅盖，以保持嫩豆角的翠绿色），捞出沥水晾凉后切成 3 厘米长的段，放干净的盘内。加精盐、白糖、味精拌匀。取炒锅置火上烧热，倒入麻油（色拉油亦可）。油热后，倒入大蒜泥，待炸出香味后，离火，将蒜泥油倒入豆角内，拌匀即可食用。

功效

本菜色泽翠绿，豆角脆嫩，蒜味浓香，食之爽口，为人们所喜爱的一道家常菜。消食补气，杀菌祛肿，还有防癌、抗癌的功效。

第八章

饮品类——充力提神

水，是「生命之源」，是人体赖以生存的物质基础，也是身体健康的保障。在工作、生活的闲暇，大家都会选择自己喜欢的饮品解渴、提神，有人喜欢品茶，有人钟爱咖啡，有人独爱淡淡的白开水。饮品，一方面可以促进人体的新陈代谢，另一方面对人体起着重要的调节作用。

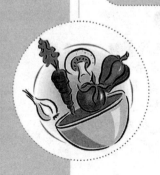

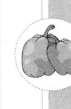

本章看点 ▼

● 茶乳类

茶水→咖啡→豆浆

● 酒类

啤酒→葡萄酒→白酒

茶水 明目益思，驱困轻身

茶水是大众化饮品，深受人们的喜爱。茶发源于中国，中国人饮茶历史悠久。茶的花色品种已达上千种。若按照发酵程度和外观，一般可分为六类：乌龙茶、红茶、绿茶、花茶、砖茶和茶末等类。茶的药用价值早在 4000 年前就已得到肯定，有"万病之药"的称谓。

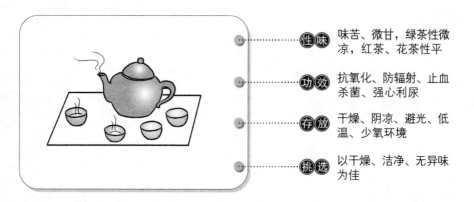

性味 味苦、微甘，绿茶性微凉，红茶、花茶性平

功效 抗氧化、防辐射、止血杀菌、强心利尿

存放 干燥、阴凉、避光、低温、少氧环境

挑选 以干燥、洁净、无异味为佳

食物功效：中医学认为，茶味苦而微甘，具有抗氧化、防辐射、止血杀菌、强心利尿等作用，茶叶还具有提神醒脑、振奋精神、消除疲劳、增强记忆的保健作用。

茶叶富含维生素 K，还含有维生素 C 等成分，可以降低高血压、血管硬化和冠心病的发病率。

茶叶中的茶多酚，是一种强有力的抗氧化物质，具有很强的抗自由基能力，对突变的细胞有较强的抑制能力，提高人体免疫力，有抗衰老、预防肿瘤的作用。

乌龙茶祛脂减肥力强；红茶有暖胃驱寒的作用，绿茶中含有丰富的叶酸，可以预防贫血。

食用宜忌：一般人均可饮用。

缺铁性贫血、肝功能不良、便秘、消化道溃疡、心血管疾病、神经衰弱及失眠的人应忌饮茶。

孕妇、哺乳期妇女和儿童忌饮茶。

不要用茶水送服药物；服药前后 1 小时内不要饮茶。

隔夜茶、浓茶不利于人体的健康。

温馨提示：以干燥、洁净、无异味，处于避光、低温、少氧环境保存的为好。

不同季节喝茶有讲究：春季宜用花茶，夏季选用绿茶，秋季选用青茶，冬季选用红茶。

在泡法上有"老茶要沏，嫩茶要泡"之说，"沏"指用开水直接沏茶，"泡"就是用 70℃的开水浸泡茶叶，水温过高过低都不好，一般浸泡 3～4 分钟即可慢慢品饮。

青茶浸泡时不宜加盖，以免影响清爽度；花茶冲泡时要加盖，以减少香味的散失。

‖ 食疗偏方 ‖

茶叶乌梅汤

原料：茶叶 6 克，乌梅 12 克。

做法：煎汤取汁，加适量蜂蜜服。

 功效

解毒利尿，收敛止泻。主治痢疾腹泻不止。

‖ 特色食谱 ‖

茶叶煮鸡蛋

原料：鸡蛋 10 只，茶叶（乌龙茶）50 克，盐 1 汤匙，花椒 1 茶匙。

做法：将原料全部放入水中煮，微火炖 3 小时。

功效

清心宁志，爽神补体，通利水道。

咖啡 提神醒脑，开胃助食

咖啡是从西方引入的主要饮料之一，原产于非洲。它是全球最著名的饮料之一，年销量约有 360 万吨，比可可和茶叶的总量还要多。人们喜欢饮用咖啡，是因为咖啡中的咖啡因和可可碱能够兴奋大脑和心脏，有明显的提神作用，饮用后让人神志清醒，大脑兴奋。而且咖啡味苦却有一种特殊的香气，既适宜家庭饮用，又适宜餐厅饮用，对多种疾病有较好的治疗作用。据研究，长期饮用咖啡，可保持青春活力，还能够预防辐射的危害，因此受到人们的喜爱。经常加班、熬夜的人常用它来提神；情侣们往往酷爱咖啡店的温馨氛围。咖啡也是我国的主要饮料之一。

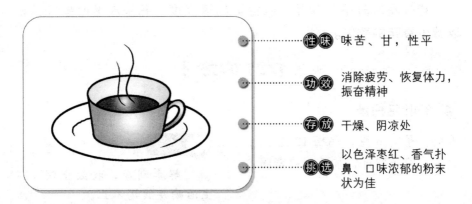

性味 味苦、甘，性平

功效 消除疲劳、恢复体力，振奋精神

存放 干燥、阴凉处

挑选 以色泽枣红、香气扑鼻、口味浓郁的粉末状为佳

食物功效：咖啡中含有的咖啡因和可可碱能够兴奋心脏，每日适量饮用，能够缓解心动过速。

咖啡因有防辐射的功能，适量饮用咖啡可以减轻如光波、电磁波等的危害，避免辐射对机体产生不同程度的伤害。

咖啡中含有咖啡因，有刺激中枢神经、促进肝糖元分解、升高血糖的功能。适量饮用使人暂时精力旺盛，思维敏捷。运动后饮用，有消除疲劳、恢复体力、振奋精神之效。

现代医学研究发现，每天一杯咖啡，有抑制肝癌的作用。

食用宜忌：一般健康人都可以饮用。

患有动脉硬化、高血压、心脏病以及胃溃疡等病的人不宜饮用。

不宜在短时间内饮用大量的咖啡，摄入的咖啡因如果超过 10 克（一杯咖啡里大约含有 100～150 毫克）就会致死。

咖啡不宜常饮，过量饮用而且长时间无节制地饮用，会使大脑受到抑制，出现血压降低以及头疼等症状，甚至会精神失常，增加患心脏病的几率。

常饮咖啡要注意补钙，平时要多吃一点豆制品、紫菜、虾皮等含钙高的食品。

温馨提示：上等咖啡应为色泽枣红、香气扑鼻、口味浓郁的粉末；色黑无香味、有酸涩味的最为低劣。购买袋装咖啡以名牌的为宜。

咖啡一经煮好，就要立即饮用，如果放凉后再饮用，泡沫就会被破坏掉，香味也会随之消失。

‖ 食疗偏方 ‖

☕ 咖啡粉方

原料：咖啡粉 10 克，白糖少许。
做法：以上二味拌匀，用开水冲服，日服 2 次。

功效

消食化积，止腹痛。主治食积、腹胀、腹痛。

‖ 特色食谱 ‖

☕ 咖啡豆小米粥

原料：炒咖啡豆 6 克，小米粥 1 碗，蜂蜜 1 匙。
做法：将咖啡豆煎水取汁，对入稠小米粥，加入蜂蜜调匀。

功效

消除疲劳，恢复体力，振奋精神。主治心悸。

豆浆 生津解渴，驱寒暖胃

豆浆又称豆奶，是一种极为丰富而价格十分便宜的大众化的饮料，具有比优质的大豆更好的营养作用，又是一种老少皆宜的营养食品，在欧美享有"植物奶"的美誉。

豆浆的蛋白质含量很高，铁、钙等矿物质比其他任何乳类都高，非常适合于老人和婴儿。豆浆还含有丰富的磷脂以及多种维生素，特别是 B 族维生素，如维生素 B_1、维生素 B_2 等。

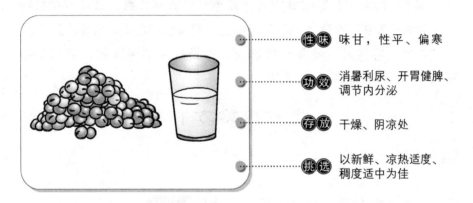

性味 味甘，性平、偏寒

功效 消暑利尿、开胃健脾、调节内分泌

存放 干燥、阴凉处

挑选 以新鲜、凉热适度、稠度适中为佳

食物功效：豆浆具有生津解渴、祛寒暖胃、消暑利尿等功效。鲜豆浆是预防高脂血症、高血压、动脉硬化等疾病的理想食品。

豆浆中铜的含量丰富，经常饮用，有利于预防冠心病、老年痴呆症的发生。

饮用鲜豆浆可防治缺铁性贫血，能增强人的抗病能力，防治气喘病。

青年女性常喝豆浆，使皮肤白皙润泽，容光焕发。中老年妇女饮用豆浆，能调节内分泌系统，减轻并改善更年期症状，促进体态健美和防止衰老。

食用宜忌：适用于各种人群，特别适宜于女性、老人和婴儿。

豆浆性平偏寒而滑利，因此平素胃寒虚易腹泻、腹胀者不宜饮用豆浆。

豆浆不能与药物同饮，未熟的豆浆不能饮用。

饮豆浆不要加红糖，否则易产生变性沉淀物不利健康；白糖须在煮熟离火后再加。

温馨提示：以新鲜、凉热适度、稠度适中的为好。

‖ 食疗偏方 ‖

豆浆粥

原料：豆浆汁 500 毫升，粳米 50 克，白糖适量。

做法：将粳米淘洗干净，放入锅中，加水适量，置炉子上用武火烧沸，再改用文火慢慢熬煮。熬煮至米粒开花时，倒入豆浆汁，继续熬煮至米粥黏稠，加入白糖适量即成。每日 1～2 次，每次 1 碗。作为早餐最佳，午后晚间可作为点心食用。

功效

补虚润燥，清肺化痰。适于脾虚食少、虚劳咳嗽、身体瘦弱者。

‖ 特色食谱 ‖

豆浆鸭蛋冰糖饮

原料：豆浆200毫升，鸭蛋 1 个，冰糖适量。

做法：鸭蛋磕入碗内，冰糖碾碎入碗，将二者搅拌均匀。将豆浆煮沸，立即倒入盛放鸭蛋冰糖的碗内，闷盖 5～10 分钟即可。每日 1 剂。少儿可一次服完，婴幼儿可分次服完。

功效

清肺降火，滋阴生津，化痰止咳，利咽润喉。主治小儿咽喉感染、咳嗽咳痰、口干烦渴、喜冷厌热。

酒　类

啤酒 消暑解热，增进食欲

啤酒是用大麦芽和具有芳香气味的啤酒花为主要原料，经过糖化和发酵酿制出来的一种含有二氧化碳的低浓度酒精饮料。其酒精含量一般在 2%～7.5% 之间，低于黄酒和葡萄酒，更是远远低于白酒。啤酒含有丰富的营养，有健脾开胃等功效，是一种营养饮料。

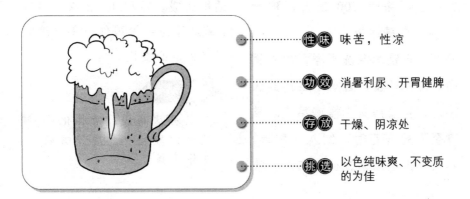

性味 味苦，性凉

功效 消暑利尿、开胃健脾

存放 干燥、阴凉处

挑选 以色纯味爽、不变质的为佳

食物功效：啤酒有消暑利尿的作用，适量饮用有一定的开胃和帮助消化的功能。

啤酒特别是黑啤酒具有一定的活血作用，可使动脉硬化和白内障的发病率降低，并对心脏病有预防作用。

啤酒中含有大量的矿物质，有助于保持人体骨骼强健。

啤酒在烹调鱼、肉以及面食等时，具有除腥去膻增香的作用。

食用宜忌：健康的成年人都可以饮用。但有胃炎、肝病、痛风、心脏病等疾病的人及哺乳期的妇女应少饮或忌饮。

温馨提示：以色纯味爽、不变质的为好。

食物本草养生治病一本通

‖食疗偏方‖

啤酒水蛋

原料：鸡蛋 3 只，咸肉 50 克，啤酒 150 毫升，香油 5 毫升，葱花、盐各 5 克，味精 3 克，胡椒粉少许。

做法：咸肉洗净蒸熟，切片待用。鸡蛋放入碗中，加盐、味精、胡椒粉搅拌后倒入啤酒打匀，放入咸肉片。上笼或进蒸箱，用文火蒸至蛋面凝结，然后摆上几片咸肉，再蒸至水蛋全部成熟，香油烧热撒葱花，淋浇蛋上即成。

功效

健脾开胃，消暑利尿。

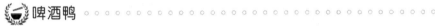

‖特色食谱‖

啤酒鸭

原料：光鸭 1 只，香菜末少许，啤酒 2 瓶、酱油 3 大匙，冰糖 2 大匙。

做法：光鸭洗净，先汆烫再冲净；将所有调味料入锅烧开，放入光鸭同烧，改文火焖烧 40 分钟；中途多翻动鸭身，使其受热均匀且入味，待酥软时捞出放凉；将汤汁倒出备用；将鸭肉剁块，排入盘中，面上淋上汤汁、撒上香菜末即成。

功效

具有滋阴补虚、利尿消肿的功效。

葡萄酒 降低血脂，延缓衰老

葡萄酒是选用优质葡萄发酵酿制而成的，酒精含量一般在8％～20％，味道甘甜醇美，营养丰富，而且由于葡萄酒中没有任何添加剂，酒精度不高，所以葡萄中的多数营养成分没有遭到破坏，基本保持了原汁原味，是能防治多种疾病的高雅饮料，而且具有很好的美容作用，所以深受人们的喜爱，先盛行于法国，后在欧美和世界各地流行。

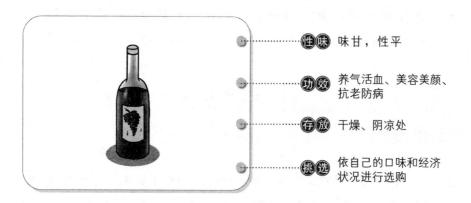

性味 味甘，性平

功效 养气活血、美容美颜、抗老防病

存放 干燥、阴凉处

挑选 依自己的口味和经济状况进行选购

食物功效： 葡萄酒最大的特点是对心脏有很好的保护作用，可防止动脉硬化和血小板凝结，保护并维持心脑血管系统的正常生理机能，起到保护心脏、预防中风的作用。

红葡萄酒中含有的单宁酸，能够预防蛀牙及防止辐射伤害。

葡萄皮中含有白藜芦醇，可以防止正常细胞癌变，并能抑制癌细胞的扩散。葡萄酒中含有较多的抗氧化剂，能消除或对抗氧自由基，所以具有抗老防病的作用，经常饮用还可预防老年痴呆。

葡萄酒可养气活血，对女性有很好的美容养颜的功效。

食用宜忌： 健康成年人均可以饮用。心脏病人以及女性更适宜。对酒精过敏者、糖尿病和严重溃疡病患者不宜饮葡萄酒。

温馨提示：可以根据自己的需要和经济情况进行购买。

红葡萄酒在室温下饮用即可，不须冰镇，最好在开启1小时，酒水充分呼吸空气后再饮用；白葡萄酒则冰镇后再饮用口味更佳。

大蒜与红葡萄酒结合，对降低血胆固醇有很好的作用。

‖ 食疗偏方 ‖

🏅 自酿葡萄酒

原料：干葡萄末、细曲各250克，糯米1250克。

做法：炊糯米熟，候冷，入曲与葡萄末，水10千克，搅匀，入瓮盖覆，候热。

功效

开胃增食，滋阴补虚。主治胃阴不足、纳食不佳、肌肤粗糙、容颜无华。

‖ 特色食谱 ‖

🏅 葡萄酒烧鸡翅

原料：鸡翅600克，红葡萄酒75毫升，荔枝50克，白糖75克，醋50毫升，水淀粉30克，香油10毫升，植物油75毫升，葱、姜各10克，料酒20毫升，盐适量。

做法：将鸡翅洗净，每个斩成3段，放碗里加盐、料酒腌渍待用。将姜洗净拍松，葱洗净切段。炒锅放植物油，烧至七成热时下姜、葱、鸡翅，煸干水汽，加盐、白糖、料酒，加水，武火烧沸，撇去浮沫，改用文火烧至鸡翅六成软烂时，加红葡萄酒，烧至嫩软入味。用水淀粉勾芡，淋香油、醋，拌匀，即可起锅装盘，盘四周放剥好的鲜荔枝即成。

功效

本膳为都江堰地区传统名菜。菜色红亮如琥珀，咸鲜酸甜，回味有葡萄酒的余香。葡萄酒对心脏具有很好的保健作用，可以开胃增食，活血生肌。

白酒 开胃消食，舒筋活血

　　白酒又叫烧酒、白干，是用高粱、玉米、红薯、米糠、稗子等粮食或其他果品发酵、蒸馏而成，因没有颜色，所以叫白酒。白酒是烈性酒，酒精度很高。白酒的种类很多，除了所用的原料不同外，按香型可分为清香型、浓香型以及酱香型等，白酒对于某些中药中的成分有溶解作用，有利于人体的健康，但白酒本身除含有极少量的钠、铜、锌外，几乎不含维生素和钙、磷、铁等，有的仅是水和乙醇。

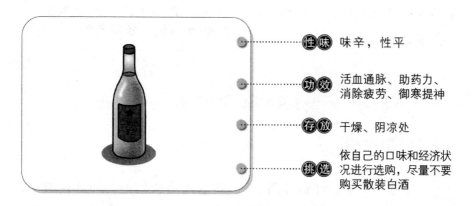

性味 味辛，性平

功效 活血通脉、助药力、消除疲劳、御寒提神

存放 干燥、阴凉处

挑选 依自己的口味和经济状况进行选购，尽量不要购买散装白酒

　　食物功效：一般认为白酒有活血通脉、助药力、增进食欲、消除疲劳、陶冶情志、御寒提神、使人心情轻快之功效。

　　饮用少量白酒尤其是低度白酒可以扩张毛细血管，促进血液循环，延缓胆固醇等脂质在血管壁沉积，有利于心脑血管的健康，对防治心血管疾病有一定的作用。

　　食用宜忌：健康的成年人可以适量饮用，但不宜多饮。

　　高血压病、心脑血管病患者、肝功能不佳或有肝病者禁用。

　　孕妇、哺乳期妇女不可饮用，以免对胎（婴）儿不利。计划要小孩儿的夫妇至少半年内应绝对戒酒。

饮白酒前后不能服用各类镇静药、降糖药、抗生素和抗结核药，否则会引起头痛、呕吐、腹泻、低血糖反应，甚至导致死亡。

空腹饮酒时对于蛋白质的摄入量更少，更易使肝脏受损，更加容易患肝硬化。

温馨提示：选购白酒时依自己的口味和经济状况进行选购，尽量不要购买散装白酒。

‖食疗偏方‖

白酒炒鸡蛋

原料：白酒、鸡蛋各适量。
做法：白酒炒鸡蛋或冲鸡蛋。空腹食用。

功效

补脾和胃。主治急性腹泻。

‖特色食谱‖

醉蟹

原料：活螃蟹1000克，白酒100毫升，酱油1000毫升，精盐25克，麻油、胡椒粉各适量。
做法：将活蟹放入水中活养1小时，刷洗干净，沥尽水分，待用。取小坛，将活蟹放入，盖上盖。取锅，倒入酱油、白酒、精盐，上旺火烧沸，晾凉后，倒入盛有活蟹的坛中，将坛口封死，焖醉1周，方可食用。吃时，淋上麻油，撒上胡椒粉。每日1只。

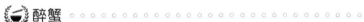
功效

散血破结，益气养筋。主治胸热烦闷、产后腹痛等。